Sigrid Nesterenko

Erfolgreiche Darmsanierung

Bei Reizdarm, Verstopfung, Blähungen, Allergien, Müdigkeit, Candida, Nahrungsmittelintoleranzen und vielen weiteren Beschwerden.

Inklusive dem großen Sonderteil „Blähungen endlich loswerden“

Rainer Bloch Verlag

Erfolgreiche Darmsanierung

Bei Reizdarm, Verstopfung, Blähungen, Allergien, Müdigkeit, Candida,
Nahrungsmittelintoleranzen und vielen weiteren Beschwerden.
Inklusive dem großen Sonderteil „Blähungen endlich loswerden“

Sigrid Nesterenko
2.Auflage 2019 Rainer Bloch Verlag
www.bloch-verlag.de
ISBN 978-3-942179-46-1
Paperback DIN-A5
Umschlaggestaltung: Rainer Bloch Verlag
Umschlagfoto Fotolia.com
© eyetronic 142080280, © Syda Productions 55814943 © dasuwan 125672265 © nadisja 112716326

Druck: SOL-Service GmbH, Westendstraße 5, 86529 Schrobenhausen

Impressum: Rainer Bloch Verlag, Schwetzinger Str. 4, D - 69469 Weinheim, buch@bloch-verlag.de

Der Arzt soll die Kraft und die Natur der Krankheit im Ursprung suchen und nicht in dem, was von der Krankheit selber kommt, denn den Rauch vom Feuer sollen wir nicht löschen, sondern allein das Feuer selbst.

Paracelsus

Inhaltsverzeichnis

Sonderteil „Blähungen endlich loswerden“

Vorwort

Haben Sie oft Blähungen, Verstopfungen oder Sodbrennen? Sind Sie nach dem Essen sehr müde, haben Sie lästige Hautekzeme, leiden Sie unter Allergien oder Nahrungsmittelintoleranzen? Sind Sie häufig sehr erschöpft und glauben Sie auch schon, dass Sie ein Burnout haben könnten? Wussten Sie, dass all dies und noch viel mehr mit einer gestörten Darmflora zusammenhängen kann?

Die Bedeutung des Darms erkannte schon Paracelsus, indem er sagte: ***„Im Darm sitzt der Tod oder das Leben“.*** Und auch in unserer heutigen Zeit zeigt sich immer wieder, wie Recht Paracelsus hatte, und wie wichtig eine intakte Darmgesundheit für das Wohlbefinden ist.

Für viele Menschen ist es völlig normal, dass sie häufig unter Blähungen, Verstopfung, Bauchkrämpfen oder Durchfall leiden. Und viele von ihnen halten es auch für einen Normalzustand, dass sie nach dem Essen müde sind und sich vor Kraftlosigkeit kaum auf die alltägliche Arbeit konzentrieren können.

Was für den einen nur lästige Blähungen sind, kann für den anderen jedoch eine so starke Belastung bedeuten, dass er sich kaum noch aus dem Haus traut. Und während einige Menschen jahrelang unter heftigem Sodbrennen leiden, fühlen sich andere durch dieses unangenehme Aufstoßen kaum beeinträchtigt. Die Bewertung der jeweiligen Beschwerden ist äußerst unterschiedlich, aber deren Ursprung ist oft der gleiche. Denn viele Krankheiten sind auf eine gestörte Darmflora zurückzuführen, auch wenn dies auf den ersten Blick nicht den Anschein erweckt.

Wenn sich Blähungen, Verstopfung, Reizdarm oder Durchfälle melden, dann ist schnell klar, dass die Wurzel allen Übels im Darm zu suchen ist. Dass aber auch Erkrankungen wie Müdigkeit, Neurodermitis, Haarausfall, Allergien, Immunschwäche, Rheuma und viele andere ihren Ursprung in einer beeinträchtigten Darmgesundheit haben, wird allzu oft vernachlässigt. Ebenso unberücksichtigt bleibt häufig, dass sich aus der defekten Darmflora heraus auch Folgeerkrankungen wie Colitis ulcerosa und Morbus Crohn entwickeln können – chronisch entzündliche Darmerkrankungen, die in der Schulmedizin als unheilbar gelten.

Für viele betroffene Patienten ist es immer wieder erstaunlich, dass sich nach einer erfolgreichen Sanierung der Darmflora viele Symptome zurückbilden oder sogar komplett verschwinden.

Darmsanierungen sind mittlerweile in naturheilkundlichen Praxen nicht mehr wegzudenken. Für viele Therapeuten bilden sie sogar die Grundlage von diversen Behandlungskonzepten. Denn erst wenn der Darm wieder in Ordnung gebracht wird, zeigen sich womöglich auch bei anderen Therapien die erhofften Erfolge.

Die Ursachen für eine gestörte Darmflora sind sehr unterschiedlich, auffallend ist allerdings, dass bei vielen Betroffenen eine Medikamenteneinnahme wie Antibiotika oder Cortison den Darmproblemen vorausgegangen ist. Je länger die Einnahme erfolgte und je mehr weitere Faktoren wie eine ungesunde Ernährung und Stress zu einer Verschlechterung der Darmflora sorgten, umso komplexer kann sich im Laufe der Zeit das Krankheitsbild entwickeln.

Ein besonderes Problem, das allzu oft vernachlässigt wird, ist die hieraus resultierende Selbstvergiftung des Körpers. Durch eine unzureichende Verdauungsleistung, Candida-Hefepilze, eine Dünndarmfehlbesiedelung oder das „Leaky Gut Syndrom" wird der Organismus täglich von vielen schädlichen Substanzen und Fuselalkoholen überflutet, sodass weitere Organe in Mitleidenschaft gezogen werden. Durch die Fuselalkohole fühlen sich die Betroffenen nicht selten wie betrunken, obwohl sie keinen Tropfen Alkohol getrunken haben.

Je nach Schädigung der Darmgesundheit und den zuarbeitenden Verdauungsorganen ist ein sehr komplexes Behandlungskonzept erforderlich. Die Sanierung der Darmflora ist dabei das oberste Ziel, allerdings kann dies nur erreicht werden, wenn bestimmte Dinge in die Therapie einfließen.

Für den Therapieerfolg entscheidend ist dabei immer die Berücksichtigung der individuellen Situation. Eine maßgeschneiderte Darmsanierung wird sicherer zum Ziel führen als eine einheitliche Therapie, die keine Rücksicht auf das persönliche Krankheitsbild, Verträglichkeit und Vorlieben nimmt. Somit gibt es kein „Patentrezept", das für jeden Menschen gleich anwendbar ist. Zu viele Faktoren spielen bei einer defekten Darmflora eine entscheidende Rolle, und nur wenn diese eingehend berücksichtigt werden, indem sie auf die persönliche Situation abgestimmt werden, kann sich ein dauerhafter Erfolg einstellen.

Aus eigener langjähriger Erfahrung heraus habe ich dieses informative Buch zusammengestellt. Denn ich weiß, was es heißt, von extremen Nahrungsmittelintoleranzen, Candida-Hefepilzen und einer chronischen Schwermetallvergiftung betroffen zu sein, um nur einige Dinge zu nennen, die mich im Laufe von über 20 Jahren zu einer Expertin zum Thema Darmsanierung haben werden lassen.

Lesen Sie in diesem Buch, auf was Sie wirklich achten sollten, damit Ihr Darm erfolgreich saniert werden kann. Erfahren Sie die Ursachen, Zusammenhänge und Therapiemöglichkeiten. Lernen Sie, warum eine Verdauungsschwäche eine Darmdysbiose und den Candida-Hefepilz begünstigt, und lesen Sie, welche 10 Dinge bei einer erfolgreichen Darmsanierung nicht fehlen sollten.

Der Darm – die Basis für Gesundheit

Hauptsächlich betrachten wir den Darm als ein nützliches Transportmittel und Ausscheidungsorgan, das dazu da ist, den zugeführten Nahrungsbrei zu verwerten und Abfallstoffe am Ende des Verdauungsprozesses wieder auszuscheiden. Doch damit wird man dem Darm nicht mal ansatzweise gerecht, denn er spielt eine so gravierende Rolle bei der menschlichen Gesundheit, dass es zu beträchtlichen Problemen kommt, wenn er beeinträchtigt ist. *Genau genommen ist der Darm sogar eine Schlüsselfigur, denn wenn er krank ist, ist der ganze Mensch krank.*

Nicht ohne Grund wird der Darm mit den Wurzeln eines Baumes verglichen. Denn steht ein Baum auf schlechtem Boden, kann er über seine Wurzeln nicht die nötigen Nährstoffe aufnehmen. Durch den Nährstoffmangel kümmert er vor sich hin, kann nicht wachsen und sein eigentliches Potential nicht voll entfalten.

Ähnlich wie Baumwurzeln ist auch der Darm dafür zuständig, seinen Besitzer mit Nährstoffen zu versorgen. Doch ist der Darm beeinträchtigt, kann er dieser Aufgabe nicht nachkommen, infolgedessen es zu vielschichtigen gesundheitlichen Problemen kommt. Je nach Erkrankung des Darms und abhängig davon, ob er entzündet oder erschlafft ist, ob er mit Geschwüren überwuchert ist, seine Darmschleimhaut Löcher aufweist oder eine Dysbiose oder eine Candidainfektion vorliegt, zeigen sich unterschiedliche körperliche Reaktionen.

Häufig zeigen sich die Symptome nicht nur unmittelbar im Bereich des Verdauungstraktes, sondern auch in ganz anderen Körperregionen, die auf den ersten Blick nicht mit dem Darm in Verbindung zu stehen scheinen. Denn wer denkt schon bei Juckreiz, Neurodermitis, Schuppenflechte, Haarausfall oder Müdigkeit an Darmprobleme? Nur selten wird in diesen Fällen die Ursache im Darm gesucht.

Nicht ohne Grund lautet eine alte Weisheit: „Die Haut ist der Spiegel des Darms“. Für manche Menschen wirkt es dennoch oft wie ein Wunder, wenn sich durch eine erfolgreiche Darmsanierung Probleme wie Akne, Neurodermitis oder Schuppenflechte deutlich verbessern.

Der Dünndarm

Der Dünndarm hat eine Länge von bis zu 6 Metern und einen Durchmesser von 2,5 Zentimetern. Damit ist er der längste Abschnitt des Verdauungstraktes. Er ist der eigentliche Ort des Geschehens, an dem die Verdauung stattfindet. Direkt vom Magen aus, wo eine Vorverdauung stattfindet, gelangt der Verdauungsbrei hierher.

Die Aufgabe des Dünndarms besteht darin, die Nahrungsbestandteile zu resorbieren, indem der Nahrungsbrei in kleinste Bruchstücke zerlegt wird, bis nur noch einzelne Moleküle übrigbleiben. In dieser Größe ist es dem Blutkreislauf möglich, sie aufzunehmen und damit die einzelnen Körperzellen mit wichtigen Nährstoffen zu versorgen. Dieser Mechanismus ist für den menschlichen Organismus essentiell, denn nur so ist er in der Lage, optimal zu funktionieren.

Für diese komplexen Aufgaben macht sich der Dünndarm sein Inneres zunutze. Dieses besteht aus vielen kleinen Falten (Kerckring-Falten) und Ausstülpungen der Darmschleimhaut (Villi intestinales). Letztere sind von besonderer Bedeutung, denn auf ihnen sitzen Millionen sogenannter Darmzotten. Diese werden für die Aktivierung von Bauchspeichelenzymen benötigt, aber auch für die Nährstoffaufnahme und- Weiterleitung. Außerdem weisen sie Fremdsubstanzen und unerwünschte Eindringlinge ab, die nicht in den Blutkreislauf gelangen sollen. Am Ende des im Dünndarm stattfindenden Verdauungsprozesses bleiben nicht resorbierbare Nahrungsbestandteile und Wasser übrig.

Der Dickdarm

Der Dickdarm besteht aus dem eigentlichen Kolon, der den Hauptanteil ausmacht, sowie dem Blinddarm mit Wurmfortsatz. Er kann bis zu 1,8 Meter lang werden und verfügt über die höchste Bakteriendichte.

Ein Teilbereich des Enddarms wird als Mastdarm (Rektum) bezeichnet. Dieser schließt direkt an den Schließmuskel an und bildet somit den Abschluss des Dickdarms.

Eine Hauptaufgabe des Dickdarms besteht in seiner Funktion als Reservoir, sodass sich der Stuhl bis zur Entleerung sammeln kann.

Darüber hinaus nimmt er Wasser und Mineralien aus dem Stuhl auf und dickt den Nahrungsbrei ein, indem diesem Wasser und Salz entzogen werden. Nahrungsbrei von ursprünglich 1,5 Litern kann auf eine Menge von 200 ml eingedickt werden. Dies ist wichtig für die anschließende Ausscheidung, denn wenn der Stuhl den Dickdarm erreicht, befindet sich dieser in einer sehr flüssigen Konsistenz. Aufgrund dieser Fähigkeit hat dieser Teil des Darms seinen Namen **Dick**darm erhalten. Im Bereich des Blinddarms werden der Dünn- und Dickdarm durch die sogenannte Bauhinsche Klappe voneinander getrennt. Diese fungiert wie ein Rückschlagventil, sodass ein Rückfluss des Dickdarminhaltes in den Dünndarm verhindert wird.

Die Darmflora

Die Darmflora besteht aus Billionen lebenswichtiger Mikroorganismen und Bakterien, die im Darm eine komplexe Gemeinschaft bilden. Schon Ende des 19. Jahrhunderts wurde diese mikrobiologische Flora entdeckt, doch ihre eigentliche Bedeutung wird erst seit einigen Jahren wissenschaftlich hinterfragt. Noch immer gelten viele Aspekte und Zusammenhänge der Darmflora als unerforscht.

Anfangs wurde das Vorhandensein von Darmbakterien sogar als ein krankhafter Zustand angesehen, den es zu vermeiden galt. Fand man Bakterien, so war es früher grundsätzliches Ziel, diese auszurotten.

Doch die Wissenschaft hat hinzugelernt, so weiß man inzwischen, dass es im Darm nicht nur schädliche, sondern auch nützliche Bakterien gibt, die für Menschen lebensnotwendig sind und die Basis für die Gesundheit bilden.

Der bekannte deutsche Biochemiker, Arzt und Physiologe Prof. Otto Warburg gilt als einer der erste Verfechter einer gesunden Darmflora. So ging er schon damals davon aus, dass die Entstehung und Ausbreitung von Krebszellen durch einen gestörten Darmstoffwechsel begünstigt werden kann. Zu seiner Zeit war Prof. Otto Warburg ein hoch angesehener Wissenschaftler, dessen Verdienste im Jahr 1931 mit dem Nobelpreis gekrönt wurden.

Im Darm eines gesunden Menschen leben ungefähr 100 Billionen Bakterien, allerdings sind nicht alle von ihnen erwünscht und gesundheitsförderlich. Für die Gesunderhaltung werden die sogenannten darmfreundlichen Bakterien in einer ausreichenden Menge benötigt. Denn nur sie sind in der Lage, sich gegen die krankmachenden Bakterien wie Kolibakterien und Fäulnisbakterien zu richten und diese aus ihrem Revier zu verdrängen.

Damit der Mensch gesund bleibt, wird ein gut ausbalanciertes Gleichgewicht zwischen den einzelnen Bakterienstämmen benötigt. Die darmfreundlichen Bakterien sollten mit 85 % die deutliche Übermacht haben, Fäulnisbakterien hingegen sollten maximal 15 % der gesamten Darmflora ausmachen. Wenn sie mehr Raum einnehmen, kommt es zu einem krankmachenden Ungleichgewicht, das als Dysbiose bezeichnet wird.

In diesem Fall sind die freundlichen Darmbakterien nicht mehr in der Lage, sich ausreichend gegen unerwünschte Eindringlinge zur Wehr zu setzen. Dies hat zur Folge, dass sich Krankheitserreger schnell ausbreiten können, die zu Schäden und Entzündungen der Darmschleimhaut führen. Auch kommt es zu einer geschwächten körperlichen Abwehr, was häufige oder chronische Infekte mit sich bringen kann. Eine intakte Darmflora ist also ein unverzichtbarer Schutz für die menschliche Gesundheit.

Kinder verfügen noch nicht über diesen Schutz, denn die Darmflora muss sich in den ersten Lebensjahren erst entwickeln und ausbreiten. Die ersten wichtigen Bakterien werden während des Geburtsvorgangs und später während der Stillzeit über die Muttermilch aufgenommen. Hierzu gehören die beiden Gruppen Lactobacillus und Bifidobakterien. Letztere sind in besonders hoher Anzahl vertreten und siedeln sich vor allem im Dickdarm der Babys an. Um nicht gestillte Säuglinge zu unterstützen, reichern inzwischen einige Hersteller von Säuglingsmilch Produkte mit Milchsäurebakterien an.

Die Voraussetzungen für die Entwicklung und Aufrechterhaltung einer gesunden Darmflora sind heute aufgrund zahlreicher ungünstiger Faktoren wie etwa denaturierte und zuckerreiche Lebensmittel nicht optimal. Auch die heute üblichen Lebensgewohnheiten wie Stress, Antibiotika-Einnahmen sowie diverse Umweltschadstoffe beeinträchtigen die Darmflora spürbar und nachhaltig. Erfahrungen vieler naturheilkundlich arbeitender Therapeuten zeigen, dass eine intakte Darmflora schon fast zur Ausnahme im Praxisalltag gehört, nicht nur bei Erwachsenen, sondern auch schon bei Kindern.

Im Darm befinden sich bis zu 1.000 unterschiedliche Bakterienstämme. Sie werden in die vier Gruppen Firmicutes, Bacteroidetes, Proteobacteria und Actinobacteria eingeteilt. Innerhalb dieser Gruppen gibt es eine große Anzahl unterschiedlicher Bakterienarten.

Zu den wichtigsten Vertretern gehören Milchsäurebakterien wie Lactobacillen, Bifidobakterien und Enterokokken. Diese Bakteriengruppen sind maßgeblich an der Aufrechterhaltung der Darmgesundheit beteiligt und haben vielfältige Aufgaben, die nicht nur auf die Verdauung und Aufspaltung von Nahrungsresten beschränkt sind. So sind sie auch für die Produktion von Enzymen zuständig, die in der Lage sind, Fäulnisbakterien in ihre Schranken zu weisen.
Zudem gehen auch die Herstellung von essentiellen Fettsäuren und Vitaminen (insbesondere Vitamin B-Komplex) sowie die Zurverfügungstellung von wichtigen Nährstoffen für die Darmschleimhaut von ihnen aus.

Nur wenn genügend dieser wichtigen Bakterien im Darm vorhanden sind, können die Nährstoffe in ausreichender Menge produziert werden. Somit kann ein Nährstoffmangel seinen Ursprung auch im Darm haben. Darüber hinaus sind die Bakterien dafür zuständig, die im Darm vorhandenen Verdauungssäfte auszuscheiden und die Bewegungstätigkeit des Darms anzukurbeln.

Von großer Bedeutung ist auch der günstige Einfluss der gesunden Darmbakterien auf unerwünschte Eindringlinge. Indem sie nämlich die Umgebung verändern und große Mengen an Säuren verbreiten, wird der Aufenthalt für die pathogenen Bakterien ungemütlich, sodass diese hier nicht überleben können. Dieser Mechanismus trägt maßgeblich zur Aufrechterhaltung der körperlichen Abwehr bei.

Außerdem sorgen sie durch ihre Produktion von antimykotischen und antibiotischen Substanzen für die Beseitigung von schädlichen Bakterien und Pilzen. Doch damit ist ihr Potenzial in Bezug auf das Immunsystem noch längst nicht ausgeschöpft, denn sie tragen außerdem dazu bei, dass die Anzahl der Immunzellen erhöht wird. Von einer gesunden Darmflora spricht man, wenn sie aus einem Komplex verschiedener freundlicher Darmbakterien besteht. Nur durch diese Gemeinschaftsleistung aller beteiligten Bakterien kann das Ziel, gesund zu bleiben oder zu werden, erreicht werden.

Sind aufgrund einer Darmdysbiose zu wenige der gesunden Darmbakterien vorhanden, können diese durch die Einnahme von Probiotika oder Präbiotika wieder angesiedelt werden. Bei vielen Patienten sind aber noch weitere Maßnahmen erforderlich, die im weiteren Verlauf dieses Buches genauer beschrieben werden.

Eine gesunde Darmflora besteht aus den folgenden Leitkeimen:

Bifidobakterien

Bifidobakterien befinden sich im unteren Bereich des Dünndarms. Sie sind in der Lage, ohne Sauerstoff auszukommen und werden dement-sprechend als Anaerobier bezeichnet.

Bifidobakterien sind die Darmbakterien, die für ein Neugeborenes am wichtigsten sind und zu dieser Zeit 95 % der gesamten Darmflora ausmachen. Während die Bifidobakterien von Säuglingen eher Milch-Oligosaccharide vergären, sind es bei Erwachsenen pflanzliche Oligosaccharide. Im Laufe des Lebens nimmt der Anteil der Bifidobakterien kontinuierlich ab, sodass deren Anteil bei Erwachsenen nur noch 25 % ausmacht. Da die Bifidobakterien jedoch zu den wichtigsten Darmbakterien gehören, sollte eine Erhöhung ihrer Anzahl angestrebt werden.

Bifidobakterien haben zahlreiche Aufgaben, so sind sie unter anderem für den Abbau von unerwünschten Mikroorganismen zuständig. Dies erreichen sie dadurch, dass sie Säuren verbreiten und hierdurch für ein saures Milieu im Darm sorgen. Was häufig nicht beachtet wird, ist die Tatsache, dass Bifidobakterien in der Lage sind, Bakterien zu hemmen, die Nitrate produzieren. Nitrate sind krebsfördernd und führen zu einer Toxizität im Darm, sodass ihre Anwesenheit im Darm nicht gewünscht ist. So wie die Lactobacillen sorgen auch die Bifidobakterien für eine Absenkung des pH-Wertes im Darm. Dies erreichen sie, indem sie Glukose in Milchsäure umwandeln.

Lactobacillen

Lactobacillen sind bekannt für ihr stäbchenförmiges Aussehen und leben nur im sauerstoffreichen Milieu, sodass sie ausschließlich im oberen Darmabschnitt vorhanden sind. Lactobacillen produzieren rechtsdrehende Milchsäure und verhindern, dass sich unerwünschte Mikroorganismen wie E. coli, Salmonellen, Helicobacter pylori und einige Arten der Staphylokokken ausbreiten.

Bei einer Antibiotikabehandlung vermeiden sie das Auftreten von Durchfällen, und bei einer Lebensmittelvergiftung reduzieren sie die Auswirkungen der Gifte auf den Darm.

Für Allergiker ist eine ausreichende Präsenz von Lactobacillen von besonderer Bedeutung. Denn sie schützen sogenannte Makromoleküle davor, in die Blutbahn einzudringen und hier allergische Reaktionen auszulösen.

Eine besondere Bedeutung kommt den Lactobacillen bei der Bekämpfung der Candida-Hefepilze zu. Dies geschieht einerseits dadurch, dass sie Glykogen in Milchsäure umwandeln und hierdurch den pH-Wert im Darm senken und damit für ein unwirtliches Milieu für die Pilze sorgen und die Ansiedelung von gesunden Darmbakterien fördern. Hinzukommt, dass Lactobacillen in der Lage sind, Wasserstoffperoxid zu produzieren. Dieses tötet Candida direkt und hemmt außerdem das Wachstum von weiteren unerwünschten Bakterien.

Darüber hinaus können sie krebserregende Substanzen hemmen und Schadstoffe wie Quecksilber, Blei, Pestizide und Herbizide so verstoffwechseln, dass sie für den menschlichen Organismus erträglicher werden.

Enterokokken

Enterokokken gehören zur Familie der Streptokokken. Einige von ihnen sind für eine gesunde Darmflora unverzichtbar und schon in der Muttermilch enthalten. Sie verwerten Kohlenhydrate, indem sie diese zum Gären bringen. Dieser Vorgang wird als Milchsäuregärung bezeichnet, weil das hieraus resultierende Endprodukt Milchsäure ist. Im Unterschied zu anderen Milchsäurebakterien produzieren sie fast nur Milchsäure. Hierdurch leisten sie einen wichtigen Beitrag zur gesunden Darmflora, denn dieses hierdurch geschaffene saure Milieu erschwert es unerwünschten Keimen, sich anzusiedeln.

Escherichia coli

Escherichia coli gehören zu den Kolibakterien. Sie aktivieren das Immunsystem, sind bei einer Aufforstung der Darmflora aber nicht ganz so wichtig wie die Bifidobakterien und Lactobacillen.

Die Darm-Hirn-Achse und die Darmflora

Forschungsansätze beziehen sich vielfach auf die berühmte Darm-Hirn-Achse. Darunter versteht man die wechselseitigen Beziehungen, die zwischen beiden Organen nachweislich bestehen. Der Darm wird oft als das „zweite Gehirn" bezeichnet. Wir sprechen auch vom Bauchgehirn, insbesondere wenn sich das Bauchgefühl bemerkbar macht, das nicht selten bei Entscheidungen richtig liegt. Uns kann eine Situation, ein Ereignis, ein Verhalten auf den Magen schlagen oder wir fühlen Schmetterlinge im Bauch, wenn wir verliebt sind.

Viele wissenschaftliche Erkenntnisse untermauern die besondere Verbindung zwischen Bauch und Hirn. *Zweifelsohne hat das Verdauungssystem Einfluss auf unser Denken, Fühlen und Handeln.* Es herrscht eine rege Kommunikation zwischen den Organen.

Im Darm sitzen etwa 100 Millionen Nervenzellen, die das enterische Nervensystem bilden. Über den Vagus-Nerv werden Signale zwischen Gehirn und Darm ausgetauscht. 90 % der Signale werden dabei vom Darm an das Gehirn gesendet und nur 10 % der Signale verlaufen vom Gehirn zum Darm. Im Darm werden u. a. durch die angesiedelten guten Bakterien auch Hormone gebildet, darunter das Glückshormon Serotonin. Über 70 % der Immunzellen haben ihren Platz im Darm, hier entstehen ebenfalls mit Hilfe der Bakterien die Zytokine als Immunbotenstoffe, die Immunantworten anregen oder hemmen. Zytokine sind wesentlich an einer starken Immunabwehr beteiligt.

Diese enge wechselseitige Beziehung wird von Forschern auch unter dem Aspekt der Darmflora gesehen. Verschiedene Studien sind der Frage nachgegangen, inwieweit Darmbakterien die Psyche des Menschen beeinflussen. Relativ sicher scheint zu sein, dass Darmbakterien bestimmte Funktionen im Gehirn beeinflussen können und somit auch an der Entstehung von psychischen und neurologischen Erkrankungen beteiligt sind. Wie genau das Ganze funktioniert, ist bisher noch unklar. In früheren Studien konnte bereits ein Zusammenhang zwischen Darmerkrankungen und neurologischen Erkrankungen wie beispielsweise Multiple Sklerose oder Parkinson dargelegt werden. Darmbakterien sind wohl in der Lage, die Darm-Hirn-Achse aktiv zu modellieren, was Emotionen, Gedächtnis und Stressempfinden beeinflusst.

Was schädigt die Darmflora?

Die Darmflora ist ein anfälliges Ökosystem, das durch diverse Einflüsse geschädigt werden kann. *Allen voran sind dies Medikamente wie Antibiotika, Cortison, Chemotherapeutika und Strahlentherapien.* Auch die Ernährung wirkt sich negativ auf die gesunden Darmbakterien aus, wenn diese *viel Zucker, Fett, tierisches Eiweiß, Kaffee, Alkohol sowie viele Konservierungsstoffe, Pestizide und ballaststoffarme Lebensmittel enthält.* Außerdem beeinträchtigen Bewegungsmangel, eine stressbelastete Lebensweise, Virusinfektionen, Chlor in Leitungswasser und Umweltschadstoffe wie insbesondere Quecksilber und Blei die Darmflora.

Antibiotika

Auffallend häufig wird der Darmflora durch allzu oft gedankenlos eingesetzte Antibiotika großer Schaden zugefügt.

Eigentlich sind Antibiotika dazu vorgesehen, unerwünschte Bakterien abzutöten, was bei ernsthaften bakteriellen Infektionen unbestreitbar auch lebensrettend ist. Wenn man bedenkt, dass Antibiotika schädliche Bakterien abtöten sollen, dann kann man sich auch vorstellen, dass sie die erwünschten Bakterien ebenfalls beseitigen.

So wie das Wort **Anti**biotika schon vermuten lässt, ist dieses Medikament **gegen** etwas. Und wie der zweite Teil dieses Begriffs aussagt, bezieht sich dieses **„gegen“** auf Bakterien. Antibiotika sind also gegen Bakterien und beseitigen diese. Dabei wird kein Unterschied zwischen „gut“ und „böse“ gemacht, sondern neben den schädlichen Bakterien werden auch die guten Darmbakterien eliminiert.

Ja, es klingt fast irrwitzig, dass ausgerechnet das Medikament, das unliebsame Bakterien beseitigen soll, letzten Endes dazu führt, dass auch gleichzeitig die uns schützenden Darmbakterien vernichtet werden. Das heißt also, dass uns durch die Antibiotika-Therapie auch gleichsam der Schutz vor weiteren Eindringlingen wie Viren, Bakterien Pilzen und Parasiten genommen wird.

Da ist es nicht verwunderlich, dass schon so mancher Patient erst nach einer Antibiotikatherapie so richtig ernsthaft erkrankte. Besonders betrifft das diejenigen, bei denen eine Wiederaufforstung der geschädigten Darmflora versäumt wurde.

Durch den antibiotischen Kahlschlag und die damit einhergehende Vernichtung der guten Darmbakterien haben die unerwünschten Bakterien und Hefepilze leichtes Spiel. Sie sind in der Lage, sich wesentlich schneller anzusiedeln als die Bifidobakterien und Lactobacillen. Ausgerechnet diese beiden wichtigen Bakterienstämme werden durch Antibiotika besonders schnell vernichtet.

Inwieweit und in welchem Zeitfenster sich die Darmflora ohne die Zufuhr von entsprechenden Präparaten (Probiotika und Präbiotika) regenerieren kann, hängt von der Gesamtkonstitution des Patienten ab. Je stärker die Schädigung der Darmflora ist, umso unwahrscheinlicher ist eine Regeneration aus eigener Kraft. Bei einer starken Beeinträchtigung ist eine Wiederaufforstung durch Darmflorapräparate unverzichtbar.

Eine weit verbreitete Folge einer Antibiotikabehandlung ist das Auftreten von Candida-Hefepilzen im Darm. Spätestens in dieser Situation ist die Verabreichung von Probiotika und Präbiotika angezeigt, die durch weitere Therapiemaßnahmen (Antipilzmittel, zuckerfreie Ernährung) ergänzt wird. Lesen Sie weitere Informationen im Kapitel „Candida“.

Ungesunde Ernährung

Wenn es um die Darmflora geht, führt kein Weg daran vorbei, sich auch mit dem Thema Ernährung auseinanderzusetzen. Denn all das, was wir täglich essen und trinken, hat einen unmittelbaren Einfluss auf die Darmgesundheit, weil die Darmflora von dem lebt, was wir zu uns nehmen.

Unbestritten gelten Zucker und Alkohol als die „Hauptfeinde“ einer gesunden Darmflora. Denn dies sind die besten Nährstofflieferanten für die unerwünschten schädlichen Darmbakterien. Der allseits gefürchtete Candida-Hefepilz explodiert förmlich, sobald man zuckerhaltige Lebensmittel verzehrt. Und je mehr derartige schädliche Darmbakterien Fuß fassen, umso mehr werden die nützlichen Bakterien verdrängt.

Wenn die Ernährung aus viel Fleisch besteht, wird hierdurch ein alkalisches Darmmilieu unterstützt, was ebenfalls für ein vermehrtes Wachstum von unerwünschten Darmbakterien sorgt. Verschärft wird diese Situation, wenn die Ernährungsweise nicht durch eine ausreichende Zufuhr von Ballaststoffen ergänzt wird. Diese fördern das Wachstum von Lactobacillen und Bifidobakterien und unterstützen hierdurch die Aufrechterhaltung einer gesunden Darmflora.

Eine ungesunde Ernährung besteht auch, wenn trotz vorhandener Nahrungsmittelallergien oder -intoleranzen die unverträglichen Lebensmittel verzehrt werden. Hierdurch kommt es zu ständigen Belastungen und Reizungen des Darms und Immunsystems.

Konservierungsmittel

Konservierungsmittel sind aus unserem heutigen Alltag kaum noch wegzudenken, insbesondere in Fertignahrung sind sie in großen Mengen enthalten. Sie machen Lebensmittel länger haltbar, was praktisch, aber nicht gesund ist und insbesondere auf die Darmgesundheit einwirkt.

Zu erkennen sind Konservierungsmittel hinter zahlreichen Verschlüsselungen der sogenannten E-Nummern. Als diese eingeführt wurden, stand das „E“ seinerzeit für Europa und heute für EU/EG. Die Bezeichnung wird in allen EU-Ländern einheitlich geführt. Hinter diesen über 320 verschlüsselten E-Nummern verbergen sich neben Konservierungsstoffen auch Farbstoffe, Emulgatoren, Geschmacksverstärker, Süßungsmittel, Säuerungsmittel und künstliche Aromen.

Allerdings entpuppen sich viele dieser Bezeichnungen als undefinierbare Chemiecocktails, von denen wir Endverbraucher nicht mal ansatzweise eine Ahnung haben.

Doch reicht es aus, wenn man hinterfragt, welche Aufgabe Konservierungsmittel eigentlich in Lebensmitteln übernehmen sollen. Wie das Wort schon sagt, sollen sie die Lebensmittel konservieren, also haltbarer machen. Dabei geht es darum, dass diese chemischen Substanzen dafür sorgen sollen, Lebensmittel vor Angriffen von Bakterien zu schützen. Das ist nachvollziehbar und hat für die Lebensmittelindustrie und Verbraucher einige überzeugende Vorteile.
Aber was diese Substanzen in Lebensmitteln bewirken, können sie womöglich auch im Darm. Zudem sollen sie über leicht antibiotische Eigenschaften verfügen, was ebenfalls zu einer Dezimierung der guten Darmbakterien führt.

Wem seine Darmgesundheit wichtig ist, sollte also den Verzehr entsprechender Lebensmittel genau überdenken und stattdessen frische Mahlzeiten verzehren.

Basenpräparate

Basenpräparate werden in der Naturheilkunde zur Entsäuerung eingesetzt. Was einerseits sinnvoll ist, kann andererseits großen Schaden anrichten, denn Präparate auf Basis von Carbonaten führen zu einer Alkalisierung der Dickdarmflora.

Es scheint verzwickt, da will man sich mit Basenmitteln etwas Gutes tun und der allseits gefürchteten Übersäuerung entgegentreten, doch anstatt gesünder zu werden, handelt man sich eine Verschlechterung der Verdauungsleistung und insbesondere eine Schädigung der Darmflora ein. Manch einer ist erst durch die Einnahme von Basenmitteln in eine gesundheitliche Abwärtsspirale geraten.

Zwar unterstützen Basenpräparate den Säure-Basen-Haushalt, aber andererseits wird die Darmflora durch die im Darm stattfindende Alkalisierung in eine dramatische Schieflage befördert, wenn es sich um Carbonate handelt. Dies geschieht, indem die Magensäure durch die Basen neutralisiert wird, sodass die zugeführte Nahrung nicht mehr ausreichend vorverdaut werden kann. Um diesem Dilemma zu entgehen, sollte man stattdessen auf Citrate zurückgreifen.

Strahlen- und Chemotherapie

Ein häufig vernachlässigter Aspekt bei Darmfloraschädigungen ist das Thema Strahlen- und Chemotherapie bei Krebspatienten. Als würden diese Patienten durch die anstrengenden und belastenden Behandlungen nicht schon genug strapaziert, kommt es durch diese Therapieverfahren bei sehr vielen Betroffenen auch zu Veränderungen der Darmflora.
Ähnlich wie Antibiotika führen auch Chemotherapeutika und Strahlenbehandlungen zu einer Vernichtung von gesunden Darmbakterien. Da dieser Zusammenhang in der Schulmedizin leider nicht berücksichtigt wird, bleibt die eigentlich dringend benötigte Wiederaufforstung mit guten Darmbakterien bei den meisten Patienten aus. Nicht selten nimmt hierdurch die Gesundheit weiteren Schaden.

Eine häufige Begleiterscheinung konventioneller Krebstherapien ist die chronische Müdigkeit, auch als Fatigue bezeichnet. Diese kann unter anderem auch mit der gestörten Darmflora in Verbindung stehen, sodass eine Verabreichung von Pro- und Präbiotika zu einer Verbesserung der Lebensqualität führen kann. Außerdem sollte in diesem Zusammenhang auch bedacht werden, dass Probiotika über einen krebshemmenden Faktor verfügen.

Abführmittel

Abführmittel, auch als Laxanzien bezeichnet, werden eingesetzt, um bei Verstopfung die Darmentleerung zu unterstützen. In bestimmten Fällen haben diese Präparate ihre Berechtigung, denn wenn eine vorübergehende Verstopfung plagt, ist kaum etwas gegen eine kurzfristige Anwendung einzuwenden.

Anders verhält es sich jedoch bei einer längerfristigen Einnahme, denn auf Dauer kann es zu verschiedenen Nebenwirkungen kommen. Bedenklich ist in diesem Zusammenhang außerdem, dass mit der Zeit immer stärkere Abführmittel eingesetzt oder die Dosierungen erhöht werden, um die Abführwirkung aufrecht erhalten zu können.

Die Folgen lassen dann nicht lange auf sich warten. Denn auf Dauer wirken die Abführmittel zunehmend zerstörerisch auf Darmschleimhaut und Darmflora. Wichtige Darmbakterien wie die Lactobacillen und Bifidusbakterien werden hierdurch dezimiert.

Umweltschadstoffe

Auch Umweltschadstoffe wie beispielsweise Quecksilber, Blei und Cadmium können zu einer Beeinträchtigung der Darmflora führen.
Besonders Quecksilber, das oftmals aus Amalgamfüllungen stammt, hat einen großen Einfluss. Es hat eine antibiotische Wirkung, was zu einer unmittelbaren Schädigung der Darmflora führt. Erschwerend kommt hinzu, dass mit einer Quecksilberbelastung fast immer auch der Candida-Hefepilz einhergeht, was eine Schädigung der Darmflora weiter vorantreibt.

Hierzu muss man wissen, dass eine erfolgreiche Sanierung der Darmflora nicht gelingen kann, solange sich noch Amalgam in den Zähnen befindet und dadurch ein stetiger Quecksilbernachschub stattfindet.

Denn durch Kauvorgänge und Schlucken gelangt das aus Zahnfüllungen herausgelöste Quecksilber in den Verdauungskanal und hier insbesondere in den Darm. Eine Entfernung der Amalgamfüllungen ist bei einer hartnäckigen Darmflorastörung, die mit Candida einhergeht, die einzige Möglichkeit, um das Gleichgewicht der Darmbakterien nachhaltig wiederherzustellen.

Verdauungsschwäche

Eine gestörte Darmflora geht bei vielen Patienten mit einer Verdauungsschwäche einher. Dass es eine Verdauungsschwäche gibt, ist vielen Menschen gar nicht bewusst. Erschwerend kommt hinzu, dass dieses Thema im Praxisalltag leider allzu oft unberücksichtigt bleibt, was eine erfolgreiche Darmsanierung unmöglich macht, weil in diesen Fällen die alleinige Einnahme von Pro- und Präbiotika nicht ausreicht.

Was passiert eigentlich bei der Verdauung?

Die Energie, die der Körper täglich für seine zahlreichen komplexen Stoffwechselprozesse wie beispielsweise Atmen, Denken, Schlafen, Essen und Bewegen benötigt, gewinnt er aus der ihm zugeführten Nahrung.

Damit diese verwertbar wird, muss sie in viele kleine Einzelbestandteile zerlegt werden, genau dieser Prozess wird als Verdauung bezeichnet. Dies klingt einfach, und dennoch ist es ein aufwändiger Vorgang, der dem Organismus teils Höchstleistungen abverlangt.

Zunächst wird die Nahrung im Mund zerkleinert. Bereits durch den Speichel findet im Kleinen eine Art Verdauung statt. Man kann dies selbst ganz einfach testen, indem man ein Stückchen Brot sehr lange im Mund zerkaut. Je länger man das Brot kaut, umso süßer schmeckt es.

Vom Mund aus wird der vorbereitete Nahrungsbrei über die Speiseröhre in den Magen transportiert. Hier sorgt die extrem saure Magensäure für einen weiteren Verdauungsprozess. Sobald die Nahrung den Zwölffingerdarm erreicht, wird sie durch Enzyme in weitere einzelne Bausteine zerlegt, die in der Lage sind, durch die Darmschleimhaut in die Blutbahn überzugehen. Diese Nährstoffe werden über das Blut in den gesamten Körper transportiert.

Von den zugeführten Nahrungsbestandteilen wird vom Körper immer nur ein Teil genutzt, der große Rest verbleibt im Darm. Hier kommt dem Dickdarm eine große Bedeutung zu, der auf das Ausscheiden vorbereitet. Dafür wird der Nahrungsbrei eingedickt und ihm so viel Wasser entzogen, dass sich die Masse des Nahrungsbreis um rund 75% reduziert.

Wenn diese Funktion gestört ist und dem Nahrungsbrei nicht ausreichend Wasser entzogen wird, äußert sich dies durch Durchfall. Der Wasserverlust, den man hierdurch erleidet, kann ernsthafte Ausmaße annehmen, sodass in bestimmten Fällen sogar eine lebensgefährliche Austrocknung (Dehydratation) eintritt. Die eigentliche Entleerung des Darms erfolgt schließlich über den Mastdarm. Und was hier am Ende ausgeschieden wird, hängt maßgeblich von der Verdauungsleistung des Körpers ab. Diese ist bei jedem Menschen unterschiedlich stark ausgeprägt.

Genau genommen leben wir nicht von dem, was wir essen, sondern vielmehr von dem, was wir verdauen. Dies ist ein wesentlicher Unterschied, denn nicht allein die Qualität der Nahrungsmittel ist für unsere Gesundheit entscheidend, sondern mindestens genauso maßgebend ist die Qualität der Verdauung. Ist die Verdauung geschwächt, können auch die besten und hochwertigsten Lebensmittel und Nahrungsergänzungsmittel nicht für eine optimale Gesundheit sorgen.

Besonders fatal ist dies in Situationen, wenn der nicht trainierte oder gar erkrankte Darm ständig mit für ihn unverträglichen Nahrungsmitteln konfrontiert wird. Können diese nicht ausreichend aufgespalten werden, weil aufgrund der Verdauungsschwäche zu wenige Verdauungssäfte und -enzyme vorhanden sind, können hieraus ernsthafte gesundheitliche Probleme resultieren.

Durch die nicht verdauten Nahrungsbestandteile entstehen Gärungs- und Fäulnisprozesse, die Belastungen für andere Organe wie etwa der Leber mit sich bringen. Es ist also von großer Bedeutung, wie der Körper mit den zugeführten Nahrungsmitteln umgeht.

Was beispielsweise geschieht mit einem Mettbrötchen, das wir hastig verschlingen und das bedingt durch unsere Verdauungsschwäche drei lange Tage im Darm verbleibt? Was kommt am Ende des Verdauungsprozesses von dem Brötchen wieder heraus und welche Nährstoffe wurden unterwegs verwertet? Haben die Zwiebeln vielleicht zwischenzeitlich zu Blähungen geführt? Hat das Brötchen überhaupt einen Beitrag dazu geleistet, den Körper mit notwendigen Nährstoffen zu versorgen?

Eine optimale Verdauung kann nur funktionieren, wenn alle an diesem Vorgang beteiligten Organe ihre jeweiligen Aufgaben hundertprozentig ausfüllen. Der gesamte Verdauungsprozess ist äußerst komplex und wie ein Uhrwerk aufgestellt. Fällt nur eines der womöglich noch so unwichtig erscheinenden Rädchen aus oder funktioniert eines nicht ganz einwandfrei, kommt Sand ins Getriebe. Dies hat unweigerlich zur Folge, dass das perfekte Zusammenspiel aller beteiligten Organe, die sich zwischen dem Mund und Enddarm befinden, beeinträchtigt wird.

Man kann sich die Prozesse im Verdauungstrakt wie einen Dominoeffekt vorstellen - wenn ein Dominosteinchen umfällt, reißt es die nachfolgenden Steinchen mit um.

Übertragen auf den Verdauungsprozess bedeutet dies, dass ein Defekt im oberen Bereich des Verdauungstraktes weitere Auswirkungen auf alle nachfolgenden Organe mit sich bringt. Ist beispielsweise aufgrund von unzureichendem Kauen zu wenig Speichel im Mund vorhanden, können bereits zu Beginn des Verdauungsprozesses nicht genügend Enzyme gebildet werden.

Wenn man also zu wenig kaut und die Mahlzeiten nur grob zerkleinert herunter schlingt, sind die nachfolgenden Verdauungsorgane in der ungünstigen Lage, dass sie die Fehlleistung des Kauvorgangs wieder auffangen müssen. Sind sie hierzu jedoch nicht fähig, wovon in den meisten Fällen auszugehen ist, gelangt der Nahrungsbrei in einem unzureichend verdauten Zustand in den Magen. Fehlt es an dieser Stelle an ausreichender Magensäure, verschärft sich die Situation.

Je ungenügender die Verdauung bis zum Eintreffen im Darm stattfindet, umso größer ist die Herausforderung für den Darm. Man kann sich nun leicht vorstellen, wie die Darmflora durch diese Situation in eine Schieflage geraten kann und eine Dysbakterie entsteht. Denn im Darm vorhandene unzureichend verarbeitete Nahrungsbestandteile führen unweigerlich zu Gärungs- und Fäulnisprozessen, was die Ausbreitung von schädlichen Darmbakterien begünstigt.

Damit der Verdauungsprozess also einwandfrei vonstattengehen kann, muss jedes Verdauungsorgan seinen Beitrag dazu leisten, nämlich die jeweils erforderlichen Verdauungssäfte und -enzyme bilden. Nur hierdurch ist es möglich, dass die aufgenommene Nahrung vollständig aufgespalten wird.

Um das Vorhandensein einer Verdauungsschwäche zu überprüfen, ist es sinnvoll, entsprechende Parameter über eine Stuhlprobe zu untersuchen. Hier kann beispielsweise festgestellt werden, inwieweit eine Enzymschwäche der Bauchspeicheldrüse vorhanden ist.

Bauchspeicheldrüsenschwäche

Bei einer Bauchspeicheldrüsenschwäche, auch als Pankreas-Insuffizienz bezeichnet, kommt es zu einer unzureichenden Produktion von Verdauungsenzymen.

Neben Insulin, das für die Verstoffwechselung von Zucker benötigt wird, produziert die Bauchspeicheldrüse Enzyme wie Amylasen, Lipasen und Trypsin. Diese werden in den Darm abgesondert, um hier die Nahrung aufzuspalten. Ist die Bauchspeicheldrüse jedoch geschwächt, kann sie der Produktion von Verdauungsenzymen und Insulin nicht mehr in ausreichender Menge nachkommen.

Eine Bauchspeicheldrüsenschwäche tritt in der Regel als Folge einer akuten Entzündung der Bauchspeicheldrüse auf. Inwieweit es zu einer chronischen Insuffizienz der Bauchspeicheldrüse kommt, hängt von dem Ausmaß der Entzündung ab und inwieweit es zu einer Zerstörung von Gewebe gekommen ist. Allerdings können auch andere Bedingungen zu einer Beeinträchtigung führen, am häufigsten ist Alkohol der Auslöser.

Eine Pankreasinsuffizienz kann allerdings auch in Verbindung mit Diabetes entstehen, seltener ist Bauchspeicheldrüsenkrebs die Ursache für die nachlassende Leistung dieses wichtigen Verdauungsorgans. Des Weiteren kann eine chronische Schwermetallbelastung (insbesondere Blei) zu einer Beeinträchtigung der Bauchspeicheldrüse führen, was in der Diagnostik jedoch nur selten berücksichtigt wird. Bei Kindern entsteht die Erkrankung meistens in Zusammenhang mit Mukoviszidose.

Eine geschwächte Bauchspeicheldrüse macht sich durch eine unzureichende Verdauung der Nahrung bemerkbar. Zu Beginn der Erkrankung treten Symptome allerdings nicht zwangsläufig auf, obwohl bereits Veränderungen der Bauchspeicheldrüse eingetreten sind. Somit wird bei vielen Betroffenen die Diagnose einer Bauchspeicheldrüseninsuffizienz erst nach einem längeren

Leidensweg festgestellt. Meistens ist hier schon eine Zeit mit diversen Selbstversuchen vorausgegangen, um die stetig zunehmenden Verdauungsprobleme in den Griff zu bekommen.

Symptome, die im Zusammenhang mit einer Bauchspeicheldrüsenschwäche stehen, treten insbesondere nach fetthaltigen Mahlzeiten auf. Diese äußern sich häufig durch Blähungen und Bauchschmerzen, aber auch helle, voluminöse, auf der Wasseroberfläche schwimmende Stühle, die sich nur schwer spülen lassen und stark riechen, können hieraus resultieren. Oftmals tritt auch Durchfall auf.

Diese Probleme entstehen dadurch, dass die unzureichend verdaute Nahrung in tiefer liegende Darmabschnitte gelangt, die damit völlig überfordert sind und die Verdauung von Eiweißen und Fetten nicht übernehmen können.

Der Nahrungsbrei wird somit unvollständig verdaut vom Dünndarm in den Dickdarm weitergeleitet. Dies hat zur Folge, dass die hier angesiedelten Darmbakterien durch die stattfindende Restverdauung Darmgase produzieren, die sich durch Bauchschmerzen, Koliken oder Blähungen bemerkbar machen.

Eine Schwäche der Bauchspeicheldrüse kann zu verschiedenen gesundheitlichen Beeinträchtigungen führen, und je länger die Situation andauert, umso größer ist die Gefahr, dass sich auch eine Darmdysbiose entwickelt. Diese äußert sich bei einer geschwächten Bauchspeicheldrüse insbesondere durch eine übermäßige Fäulnisflora.

Bei vielen Patienten geht die Bauchspeicheldrüsenschwäche mit einem deutlichen Gewichtsverlust einher, manche haben auch Schwierigkeiten, an Gewicht zuzunehmen, meistens kommt es auch zu Mangelernährung, Vitaminmangel und Malabsorption, was weitere gesundheitliche Beeinträchtigungen nach sich ziehen. Einige Patienten sind auch von Schmerzen betroffen, die sich durch Muskelkrämpfe und Knochenschmerzen bemerkbar machen. Leicht auftretende Blutergüsse und Nachtblindheit können weitere Indikatoren einer geschwächten Bauchspeicheldrüse sein.

Die Behandlung der Bauchspeicheldrüseninsuffizienz besteht hauptsächlich aus der Verabreichung von entsprechenden Enzymen, die in der Lage sind, Eiweiß (Protease), Kohlenhydrate (Amylase) und Fette (Lipase) aufzuspalten. Diese Enzymkapseln werden erst im Dünndarm freigesetzt, um hier ihre volle Wirkung zu entfalten.

Auch die Lebensweise sollte der Erkrankung angepasst werden, wobei der Verzicht auf Alkohol und Zigaretten vorrangig sein sollte. Vom Rauchen ist bekannt, dass es zu einer reduzierten Pankreas-Sekretion führt und das Risiko, an Bauchspeicheldrüsenkrebs oder einer –Insuffizienz zu erkranken, erhöht.

Die Mahlzeiten sollten fettreduziert, aber nicht komplett fettfrei sein, weil immer auch eine gewisse Menge an Fetten, und hier insbesondere den ungesättigten Fettsäuren, benötigt wird. Außerdem sollten die Mahlzeiten nicht zu viele ballaststoffreiche Lebensmittel enthalten, weil diese bestehende Symptome verschlimmern können. Dennoch sollten die Mahlzeiten kohlenhydratreich sein. *Am verträglichsten sind diese, wenn sie auf mehrere kleineren Portionen über den Tag verteilt verzehrt werden.*

Um festzustellen, ob eine Bauchspeicheldrüseninsuffizienz vorliegt, wird anhand einer Stuhlprobe das Bauchspeicheldrüsenenzym Elastase ermittelt. Bei einem anderen Test wird über einen Zeitraum von 24 Stunden die Fettausscheidung im Stuhl untersucht, um eine Fettverdauungsstörung feststellen zu können.

Erfahrungen von Betroffenen zeigen, dass durch diese Testverfahren leichtere Insuffizienzen nicht immer ermittelt werden können. Hier sind Patienten oftmals auf sich allein gestellt und müssen durch viel Ausprobieren von verträglichen Nahrungsmitteln und nützlichen Enzymen herausfinden, womit sie ihre Symptome lindern können.

Weitere schädliche Einflüsse

Neben den bereits erwähnten Faktoren, die sich ungünstig auf die Darmflora auswirken können, gibt es noch einige weitere. Allen voran sind dies Medikamente wie Cortison und Antirheumatika. Darüber hinaus können auch Hormonpräparate wie die Pille oder Wechseljahrespräparate dazu führen, dass die Darmflora ihr Gleichgewicht verliert.

Dies kann auch ein Grund dafür sein, dass viele Frauen während und nach den Wechseljahren Gewichtsprobleme und Verdauungsbeschwerden beklagen. Nach neuesten Erkenntnissen scheinen ungünstige Verhältnisse des Darmmilieus nämlich Gewichtsprobleme zu begünstigen.

Dysbakterie

Wenn die Darmflora ihr Gleichgewicht verliert

Obwohl eine Dysbakterie sehr weit verbreitet ist, wissen viele Betroffene von ihrem Ungemach im Bauch meistens nichts. Zwar wundern sie sich über häufige Blähungen, Darmgeräusche, Durchfälle oder Verstopfung, aber dass die Ursache für diese lästigen Symptome in einer gestörten Darmflora zu finden sein kann, ahnen nur die wenigsten.

Eine Dysbakterie, auch Dysbiose genannt, ist eine Störung der natürlichen Lebensgemeinschaft, die der Mensch und seine im Darm lebenden Mikroorganismen führen. Bei gesunden Menschen haben die freundlichen Darmbakterien Überhand und halten die krank machenden Bakterien in Schach. Um gesund zu bleiben, ist der Mensch auf die zuverlässige Arbeit dieser freundlichen Darmbakterien angewiesen.

Ein gesundes Verhältnis liegt dann vor, wenn etwa 85 % darmfreundliche Bakterien und 15 % schädliche Bakterien vorhanden sind. Dieser Zustand wird als Eubiose bezeichnet.

Die wichtigsten Gegenspieler der schädlichen Bakterien sind die Bifidobakterien und Lactobacillen. Sie sind die hauptverantwortlichen Bakterien, die das Gleichgewicht der Darmflora aufrechterhalten. Wenn dieses jedoch seine Balance verliert und die krankmachenden (pathogenen) Bakterien den gesunden Mitbewohnern den Lebensraum streitig machen, wird aus der einstigen Symbiose eine Dysbiose. Eine Dominanz dieser unfreundlichen Bakterien kann zu vielfältigen Symptomen und schwerwiegenden Krankheiten führen.

Die Ursachen für eine Dysbiose sind sehr vielschichtig, doch sehr häufig steht am Anfang der Dysbakterie eine Antibiotikaeinnahme, insbesondere, wenn diese langfristig oder wiederholte Male erfolgte. *Antibiotika haben den großen Nachteil, dass sie nicht nur die krankmachenden, sondern auch die freundlichen Darmbakterien abtöten.* Hierdurch entstehen freie Bereiche in der Darmflora, die schnell durch unfreundliche Bakterien und Parasiten übernommen werden, da diese schneller bei einer Wiederansiedelung reagieren als die nützlichen Darmbakterien.

Bei den meisten Patienten geht eine Dysbiose mit Candida-Hefepilzen einher. Allen voran ist dies der Candida albicans, aber auch andere Candida-Arten wie unter anderem Candida krusei, Candida glabrata und Candida tropicalis sind häufig anzutreffen. Insgesamt gibt es ungefähr 150 verschiedene Candida-Arten, von denen allerdings viele nicht als potentielle Krankheitserreger gelten.

Neben Candida-Hefepilzen sind bei einer Dysbiose oftmals auch weitere pathogene Keime im Darm vorhanden wie unter anderem Clostridien, Proteus vulgaris, Staphylococcus aureus und Pseudomonas pyocynea.

Die Ansiedelung dieser schädlichen Bakterien hat nicht nur die Verdrängung der freundlichen Darmbakterien zur Folge, sondern auch hieraus resultierende toxische Belastungen wie beispielsweise die Eiweißzersetzungsprodukte Indikan und Skatol. Diese können zu diversen gesundheitlichen Beeinträchtigungen führen und die Entstehung von Krankheiten begünstigen, zudem sind sie ein deutlicher Hinweis auf eine Dysbakterie und Mykose.

Besonders die Leber wird durch diese Toxine stark belastet, und schon manch einer ist infolgedessen an einer Leberzirrhose erkrankt, obwohl er niemals Alkohol getrunken hat.

Je mehr sich diese unliebsamen Darmbewohner ausbreiten, umso mehr ziehen sich die gesundheitsfördernden Darmbakterien wie Bifidobakterien und Lactobacillen zurück. Entscheidend für diesen Rückzug ist aber nicht allein das Ausbreiten dieser „Feinde", sondern auch das im Darm vorhandene Milieu. Während die krankmachenden Bakterien ein alkalisches Milieu benötigen, können die freundlichen Bakterien nur bei einem Darm-pH-Wert von maximal 6,5 existieren. Wenn der Stuhl-pH alkalisch ist, erschwert dies also die Ansiedelung der nützlichen Bakterien.

Eine wesentliche Folge einer Dysbiose ist auch die unzureichende Sauerstoffversorgung des Gewebes. *Hierdurch werden Schlackenstoffe und Abfallsubstanzen nicht mehr abgebaut und aus dem Körper ausgeleitet, sondern im Bindegewebe eingelagert, was zur Selbstvergiftung des Körpers beiträgt.* Erschwerend kommt hinzu, dass keine ausreichende Aufnahme der Nährstoffe erfolgen kann. Dieser Zustand, der als Malabsorption bezeichnet wird, führt zu einer Fehlversorgung des Organismus mit wichtigen Vitaminen und Mineralstoffen.

Je mehr das Darmmilieu in eine Schieflage gerät, umso vielfältiger zeigen sich gesundheitliche Beeinträchtigungen. Da das Immunsystem zu etwa 80 % im Darm angesiedelt ist, kommt es zu einer verminderten Abwehrbereitschaft, sodass chronische oder häufige Infekte auftreten.

Auch bei Nahrungsmittelintoleranzen liegt bei vielen Patienten eine Dysbiose vor. Hier kommt es häufig nach einer erfolgreichen Darmsanierung zu beeindruckenden Verbesserungen. Genauso verhält es sich oftmals auch bei Beschwerden wie Blähungen, Hauterkrankungen, Allergien, chronischer Müdigkeit und Blutzuckerproblemen, um nur einige Symptome und Folgeerkrankungen zu nennen.

Obwohl eine Dysbakterie die Grundlage für zahlreiche Beschwerden und Krankheitsbilder sein kann, wird der Zustand der Darmflora in der Regel nicht hinterfragt und demzufolge an der Ursache vorbei therapiert. Um jedoch gesünder zu werden, führt beim Vorliegen einer Dysbakterie kein Weg an einer umfassenden Darmsanierung vorbei. Denn erst durch die Beseitigung der pathogenen Darmbakterien und die Neuansiedlung der gesunden Bakterien kann das gewünschte Wohlbefinden erreicht werden.

Geschieht dies nicht und bleibt das krankhafte Darmmilieu weiterhin bestehen, verschlimmern sich meistens die bereits vorhanden Beschwerden und weitere kommen hinzu. Bei vielen Betroffenen hat dies zur Folge, dass immer weniger

Nahrungsmittel vertragen werden, die bereits bestehenden Verdauungsprobleme weiter zunehmen und Fäulnis- und Gärungsprozesse irgendwann zum Alltag gehören.

Besonders stark wird die Darmschleimhaut in Mitleidenschaft gezogen. Je länger die Dysbiose unbehandelt bleibt, umso größer wird die Gefahr, dass sich als Folge das „Leaky Gut Syndrom“ entwickelt und somit die Darmschleimhaut durchlässig wird. Ob eine Dysbakterie vorliegt und eventuell schon die Darmschleimhaut durchlässig geworden ist, sollte durch eine Stuhlprobenuntersuchung in einem darauf spezialisierten Labor überprüft werden. Auch eine Candida-Infektion und die Existenz von anderen pathogenen Keimen kann dadurch festgestellt werden.

Symptome und Krankheiten, die mit einer geschädigten Darmflora zusammenhängen können

Autismus

Autismus, auch als Autismus-Spektrum-Störung (ASS) bezeichnet, ist eine tiefgreifende Entwicklungsstörung, die meist vor dem dritten Lebensjahr auftritt. Charakteristisch für diese Erkrankung sind Probleme im sozialen Umgang, Auffälligkeiten in der Kommunikation und Sprachentwicklung, eingeschränkte Interessen und Aktivitäten und sich ständig wiederholende Verhaltensweisen. Auch ist die Intelligenz in vielen Fällen gemindert. Die Verlaufsformen zeigen sich von sehr mild bis schwer, weshalb oft noch eine Einteilung in die Subtypen Frühkindlicher Autismus, Atypischer Autismus und Asperger-Syndrom erfolgt.

Die Ursachen für diese Störungen lassen sich bis heute nicht eindeutig erklären, zudem gilt Autismus als unheilbar. Es finden sich jedoch unterschiedlich Therapie- und Rehabilitationsmaßmaßnahmen, darunter soziales Kompetenztraining, Psychotherapie oder Konzentrationstraining. Ebenfalls können Medikamente zum Einsatz kommen, z. B. um Spannungszustände zu mindern.

Schon seit den 1960-er Jahren wird der Zusammenhang zwischen Autismus und Darmflora untersucht. Die Erkenntnisse sind hochinteressant, wenn auch in erster Linie noch immer Hypothesen. So gibt es Ansätze für Risikofaktoren, welche Autismus begünstigen können, ebenso wie bestimmte Auffälligkeiten, die autistische Kinder in Bezug auf Magen-Darm-Probleme zeigen und erste Studien zur Besserung der autistischen Symptome durch eine Darmsanierung.

Merkmale bei Autisten, die einen Zusammenhang mit der gestörten Darmflora herstellen

Durch verschiedene Untersuchungen und Vergleichsstudien mit nichtautistischen Kindern wurden signifikante Merkmale bei autistischen Kindern festgestellt, die auf eine Darmflorastörung deuten. Dazu gehören eine häufige Antibiotika-Einnahme in frühen Lebensjahren, Spuren von Clostridiumdifficle in der Darmflora, eine allgemein schlechte Verdauung. Viele Autisten leiden unter Durchfall, Blähungen und Verstopfungen. Der Anteil der nützlichen Bakterien lag bei autistischen Kindern weitaus geringer als bei den gesunden Kindern. Zudem zeigen Autisten oftmals Unverträglichkeiten auf Gluten und Kasein.

All diese Merkmale weisen auf eine gestörte Darmflora hin. Ebenfalls sind die genannten Punkte Risikofaktoren für das „Leaky Gut Syndrom“, das die erhöhte Durchlässigkeit der Darmschleimhaut bezeichnet und somit die Türen für Bakteriengifte und Schadstoffe nicht nur in die Blutbahn, sondern auch über die Darm-Hirn-Achse öffnet. Dies könnte eine entzündungsfördernde und verändernde Wirkung auf das Gehirn ausüben.

Gerade bei Kindern bis zum dritten Lebensjahr birgt eine, durch schädliche Bakteriengifte beeinträchtigte Darmschleimhaut, besondere Risiken für die Entstehung von Autismus vermuten Wissenschaftler. Das Gehirn ist in seiner starken Entwicklungsphase, sodass Giftstoffe, die über die Darm-Hirn-Achse ankommen, das Organ nachhaltig beeinflussen können und autistische Störungen hervorrufen.

Wechselwirkungen zwischen Darm und Gehirn stellte auch die Forscherin Dr. Natasha Campbell-Mc-Bride fest. Sie vertritt die These, dass autistische Kinder mit einem normalen Gehirn zur Welt kommen. Sobald der Darm mit giftigen Substanzen in Berührung kommt und die gesunde Nahrung außen vor bleibt, können sich autistische Symptome entwickeln. Das entspricht auch einer Studie, die das Bakterium Sutterella nur im Mikrobiom von autistischen Kindern mit Magen-Darm-Problemen identifiziert hat.

Eine gestörte Darmflora kann Autismus begünstigen

Genetische, wie auch Umweltfaktoren, führen nach den Erkenntnissen der Wissenschaftler zu Autismus. Die Umweltfaktoren müssen dabei genauer betrachtet werden. *So können Impfstoffe, Antibiotika, diverse Medikamente, bakterielle Entzündungen, antibiotikaresistente Clostriden und deren Sporen, Lebensmittelzusätze, Pestizide und Schwermetalle zu einer ungünstigen Veränderung der Darmflora beitragen.* Die aus dem Gleichgewicht geratene Darmflora kann ihre essentiellen Aufgaben nicht mehr ordentlich ausführen, stattdessen gelangen schädliche Abfallprodukte und Toxine in den Blutkreislauf. Dies wiederum kann autistische Störungen begünstigen.

Insbesondere im Hinblick auf ungeborenes Leben und Kleinkinder wirken sich bestimmte Faktoren ungünstig auf die Darmflora von Mutter und Kind aus. Schwangere, die an Übergewicht und Diabetes leiden oder Medikamente wie Antidepressiva, Paracetamol, Mittel gegen Asthma einnehmen, sind nicht selten von Verschiebungen der Darmflora betroffen. Diese Verschiebung kann die Darmflora des Neugeborenen beeinflussen.

Im Mutterleib ist der Darm des Ungeborenen noch steril, sobald es den Geburtskanal verlässt, siedeln sich die ersten Bakterien an und es erhält seine Darmflora. Wobei es hierzu schon Untersuchungen gibt, dass Bakterien auch über die Plazenta und das Fruchtwasser das ungeborene Kind erreichen können.

Weitere Untersuchungen belegen, dass die Darmflora von Kindern, die per Kaiserschnitt zur Welt kamen, weniger Bifidobakterien und Lactobacillen vorweist und die so geborenen Kinder häufiger an Infektionen erkranken. Auch Stillen hat Einfluss auf die Bildung von nützlichen Bakterien. Bei Babys, die nur gestillt wurden, dominierten die Bifidobakterien in der Darmflora, während Kinder, die nur Flaschennahrung erhielten, einen größeren Bakterienmix mit einem geringeren Anteil an guten Bakterien aufwiesen. Nachteilig ist auch der Einsatz von Antibiotika bei Kleinkindern.

Blähungen

Viele Patienten, die eine Darmsanierung anstreben, sind von Blähungen betroffen. Dies ist nicht verwunderlich, denn Blähungen stehen häufig mit einer aus dem Gleichgewicht geratenen Darmflora in Verbindung. Blähungen sind die Folge einer zu starken Gasentwicklung im Darm. Dass im Darm Gase entstehen, ist ein normaler Stoffwechselvorgang, der infolge des Abbauprozesses des Nahrungsbreis vonstattengeht.

In der Regel verflüchtigen sich die Gase geräusch- und geruchlos. Werden sie durch den Darmausgang nach draußen befördert, äußert sich das als Pups. Je größer die Gasansammlung im Verdauungstrakt ist, umso mehr Pupse entstehen.

Blähungen sind nichts anderes als eine zu große Gasansammlung im Verdauungstrakt. Sie werden auch als Flatulenz und Meteorismus bezeichnet und können zu einer großen Belastung für die Betroffenen werden.

Denn nicht nur die unangenehmen Düfte und Geräusche, die der Körper zum Leidwesen der Betroffenen von sich gibt, sondern auch die Begleiterscheinungen wie Bauchschmerzen, Koliken, Verstopfung und Durchfälle tragen zum Unwohlsein bei.

Je stärker die Blähungen ausgeprägt sind, umso mehr ist mit weiteren Symptomen zu rechnen, die sich insbesondere durch die Anhebung des Zwerchfells ergeben und sogar zu Herzbeschwerden führen können.

Ein weiteres Problem besteht darin, dass durch Blähungen Gase und Giftstoffe entstehen, die den Körper belasten und zu einer Selbstvergiftung führen können. Welche Auswirkungen dies für die gesamte Gesundheit haben kann, lesen Sie in dem Kapitel „Selbstvergiftung des Körpers“. Alles weitere Wissenswerte über Blähungen erfahren Sie im gleichnamigen großen Sonderteil dieses Buches.

Candida

In vielen Fällen einer Darmdysbiose ist davon auszugehen, dass Candida-Hefepilze vorhanden sind. Denn sobald die Darmflora ins Ungleichgewicht geraten ist, bildet dies eine ideale Umgebung, in der sich Hefepilze wohlfühlen, sich optimal ernähren und ausbreiten können. Ist die Darmflora jedoch intakt, was ja das Ziel einer Darmsanierung ist, dann wird diesem unliebsamen Candida die Existenzgrundlage entzogen, indem die gesunden Darmbakterien dem Pilz seinen Platz streitig machen und ihn verdrängen bzw. ihn erst gar nicht zulassen.

Insbesondere Personen mit einer häufigen Einnahme von Cortison, Antibiotika oder immununterdrückenden Medikamenten tragen ein hohes Risiko einer Candida-Infektion. Diese Präparate sorgen durch die Beseitigung lebensnotwendiger guter Darmbakterien für ein Darmmilieu, das wie geschaffen für den Candida ist. Auch eine ungesunde Ernährung, die aus viel Zucker, Alkohol und Weißmehl besteht, viel Stress, sowie chronische Infektionen mit diversen Bakterien oder Viren tragen ebenfalls dazu bei, dass sich Hefepilze ausbreiten.

Auch wenn die Schulmedizin den Candida-Hefepilz noch immer bagatellisiert und als eine „Modeerscheinung“ bezeichnet, so ist man dennoch gut beraten, dieses Thema ernst zu nehmen und den Empfehlungen der Naturheilkunde zu folgen. Denn eine Ausbreitung des Candidas ist durchaus ein krankhafter Befund, der zu zahlreichen gesundheitlichen Problemen führen kann.

Neben vergleichsweise harmlosen Beschwerden wie brüchige Nägel, Blähungen, Bauchschmerzen und Durchfall kann er auch schwerwiegendere Symptome und Erkrankungen begünstigen oder verursachen wie Haarausfall, chronische Ekzeme, Schuppenflechte, Neurodermitis, chronische Entzündungen der Magen- und Darmschleimhaut, Scheidenpilze und chronische Müdigkeit.

Die vielfältigen Beschwerden, die im Zusammenhang mit dem Candida auftreten können, machen es Therapeuten nicht immer leicht, die richtige Diagnose zu stellen. Erst spezielle Testverfahren wie eine Stuhl- oder Urinprobe und eine entsprechende therapeutische Erfahrung bringt in vielen Fällen Licht ins Dunkel.

Als ein besonders deutliches Zeichen gilt extreme Müdigkeit, die hauptsächlich nach zuckerhaltigen Mahlzeiten, Alkoholkonsum und dem Verzehr von Weißmehlprodukten auftritt. Diese sich in diesem Zusammenhang einstellende bleierne Müdigkeit ist nicht mit einer leichten Müdigkeitsphase zu vergleichen, die jederzeit auch bei gesunden Menschen kurzfristig auftreten kann, aber bei diesen ebenso schnell auch wieder verschwindet.

Bei einem starken Candidabefall ist diese Müdigkeit so stark ausgeprägt, dass sie zu einer deutlichen Beeinträchtigung der Lebensqualität führt. Manche Betroffene sind dann nicht mehr in der Lage, in dieser Verfassung weitere Tätigkeiten auszuüben. Nur Hinlegen oder gar ausgiebiger Schlaf können in diesen Momenten Linderung verschaffen. Wer es ohne diese Ruhephase versucht, wird dennoch kaum kleinste Dinge erledigen können, denn die Konzentration lässt stark nach, die Augenlider werden schwer und man hat das Gefühl, als sei Watte im Kopf.

Diese auf den ersten Blick womöglich unverständlich wirkenden körperlichen Reaktionen werden darauf zurückgeführt, dass sich dieser unbarmherzige Hefepilz überwiegend von kohlenhydrathaltigen Nahrungsmitteln ernährt.

Somit bedeuten für den Candida derartige Mahlzeiten ein wahres Freudenfest, bei dem er die für ihn lebensnotwendigen Nährstoffe abgreifen kann. Für den Körper, der diese Vitalstoffe eigentlich für sich benötigt, bleibt dann nur noch ein kleiner Rest übrig, was unweigerlich zu einem Nährstoffmangel führt. Und ist der Candida erst mal im Darm eingezogen, dann kann er sich von hier aus über die Lymph- und Blutbahn auf viele weitere Organe ausbreiten.

Besonders gefährlich wird es, wenn er sich bis zu Herz und Gehirn, zu den Nieren und der Leber ausbreitet und es hierdurch zu einer Organmykose kommt. Egal welches Organ oder welche Körperregion durch den Candida betroffen ist, der Ursprung liegt im Darm. So kann selbst ein Nagel- oder Kopfhautpilz hier seinen Anfang nehmen. Dies führt dazu, dass ein Pilz, ganz egal, wo er sich im Körper aufhält, immer nur dann wirklich erfolgreich beseitigt werden kann, wenn der Ursprung, nämlich der Darm, behandelt wird.

Eine Behandlung der Hefepilze basiert in der Regel auf mehreren Säulen. Eine alleinige Therapie mit Antimykotika wird das Problem nur kurzfristig beseitigen, wenn andere wichtige Aspekte unberücksichtigt bleiben. Neben der Wiederaufforstung der Darmflora durch Prä- und Probiotika ist eine Ernährungsumstellung unverzichtbar. Diese wird im Kapitel „Anti-Pilz-Ernährung" vorgestellt.

Erhöhte Cholesterinwerte

Dass Darmbakterien Einfluss auf eine Reihe von Prozessen im Körper haben, ist unbestritten. Gerade, wenn die schlechten Bakterien oder bestimmte Bakterienstämme wie die Firmicutes-Bakterien in der Überzahl sind, kann das zu Problemen im System führen, darunter Entzündungen, Immunschwäche, Stoffwechselerkrankungen, psychische Störungen. Übergewicht und Diabetes lassen sich mit einer ungünstigen Darmflora in Verbindung bringen. Beide Erscheinungen gehen in der Regel auch mit erhöhten Cholesterinwerten einher.

Im Darm finden sich verschiedene Bakterienspezies, allen voran solche der Gattungen Bifidobacterium und Lactobacillus (Milchsäurebakterien), die hohen Cholesterinwerten zu Leibe rücken. Diese können gezielt durch Probiotika mit gezüchteten Lebendkulturen zugeführt werden, um Defizite an diesen Bakterien auszugleichen und eine stabile Basis gegen hohes Cholesterin aufzustellen.

Um den bestmöglichen Effekt bei der Senkung hoher Cholesterinwerte zu erreichen und einer Erhöhung möglichst vorzubeugen, sollte auf eine fettarme, ballaststoffreiche Ernährung geachtet werden. Auch eine Gewichtsreduktion kann angeraten sein.

Wissenswertes über Cholesterin

Cholesterin oder Cholestorol bezeichnet eine fettähnliche Substanz, die der Körper in der Leber selbst bildet, die aber auch über die Nahrung aufgenommen wird. Cholesterin ist lebenswichtig für den Organismus. Es dient als Ausgangsstoff für die Gallensäureproduktion, die zur Fettverdauung unerlässlich ist, fördert die Bildung von Vitamin D, Östrogen, Testosteron und Cortisol, baut die Zellmembran mit auf und wirkt an zahlreichen Stoffwechselvorgängen im Gehirn mit. Der menschliche Körper benötigt pro Tag etwa ein Gramm Cholesterin für alle Aufgaben, 90 % davon kann er selbst herstellen. Die restliche Menge lässt sich über die Nahrung zuführen. Meist nimmt der Mensch aber auch weitaus mehr durch fettreiche Nahrung auf.

Um den Weg durch das Blut aufnehmen zu können, müssen sich die Fettmoleküle mit Eiweißstoffen verbinden. Daraus entstehen sogenannte Lipoproteine. Je nachdem, wie hoch der Fett- bzw. Eiweißanteil ist, werden unterschiedliche Dichten der Lipoporteine definiert: VLDL (Very-Low-Densitiy), LDL (Low-Density), HDL (High-Density). VLDL weist einen sehr hohen, LDL einen hohen, HDL einen geringen Fettanteil auf. Daher spricht man bei LDL auch vom schlechten und bei HDL vom guten Cholesterin.

Hohe LDL-Werte im Blut begünstigen die Arterienverkalkung, da sich die Fettmoleküle an den Gefäßwänden absetzen und zu einer Gefäßverengung führen können, die dann den Blutfluss durch die Adern und somit eine optimale Nährstoffversorgung für alle Zellen und Organe behindert. *Daraus können sich schwerwiegende Folgen ergeben, z. B. Herzinfarkt, Schlaganfall, koronare Herzkrankheit, Herzinsuffizienz, Arterienverschluss.*

Der HDL-Wert hingegen darf gerne höher ausfallen, denn das gute Cholesterin agiert wie eine Reinigungsmaschine in den Gefäßen. Es nimmt abgelagertes Cholesterin auf und bringt es zurück in die Leber, wo es unter anderem zur Produktion von Gallensäuren dient.

Die Ursachen für erhöhte Cholesterinwerte zeigen sich vielseitig. Neben einer erblich bedingten Fettstoffwechselstörung, Krankheiten wie Diabetes, Nierenleiden, Magersucht, Schilddrüsenunterfunktion steht eine ungesunde, fettreiche Ernährung ganz oben auf der Liste. Auch Alkoholmissbrauch sowie verschiedene Medikamente können die Cholesterinwerte in die Höhe treiben.

Man spricht von normalen Werten, wenn das Gesamtcholesterin (Blut-Cholesterinspiegel) unter 200 mg/dl, das HDL über 40 mg/dl und das LDL bei maximal 160 mg/dl liegt. Die Behandlung von erhöhten oder hohen Cholesterinwerten obliegt immer einer genauen Betrachtung des Patienten.

Zum einen finden sich wirksame Medikamente, zum anderen sind auch Gewichtsreduktion, mehr Bewegung, Ernährungsumstellung Methoden, die bei vielen Personen zum Erfolg führen. Der Einsatz von Probiotika mit Bakterienkulturen, die Cholesterin auf natürliche Weise senken können, gehört zu den neueren Ansätzen und wird noch erforscht.

Darmkrebs

Seit einigen Jahren rückt die Darmflora in Bezug auf Darmkrebs zunehmend in den Fokus. Wenngleich es auf diesem Gebiet noch viel Forschungsarbeit bedarf, so vermuten Wissenschaftler längst, dass eine Verbindung zwischen der Entstehung von Darmkrebs und der Darmflora besteht.

Aus bisherigen Studien weiß man, dass die Darmflora bei Patienten mit Darmkrebs viele pathogene Keime aufweist. So konnten die Keime Fusobacterium und Providencia inzwischen als krebsverursachend identifiziert werden. Des Weiteren weiß man mittlerweile, dass die Zusammensetzung der Darmflora bei Darmkrebspatienten weniger Vielfalt aufweist als bei gesunden Personen. Auch die Abnahme von Firmicutes scheint bei der Entstehung von Darmkrebs eine Rolle zu spielen.

Darmkrebs ist bei Männern die dritthäufigste Krebserkrankung, bei Frauen die vierthäufigste. Die Erkrankungsrate erreicht ihren Höhepunkt im Alter zwischen 60 und 70 Jahren, nur 5 % der Betroffenen sind jünger als 40 Jahre. Noch immer sterben jährlich ungefähr 30.000 Menschen an Darmkrebs.

Zwar konnte bislang immer noch nicht eindeutig geklärt werden, wie es konkret zur Entstehung von Darmkrebs kommt, allerdings weiß man, dass die als Krebsvorstufen bekannten Darmpolypen bereits bis zu 15 Jahre vor dem Ausbruch der Erkrankung vorhanden sind. Dies ist eine wichtige Erkenntnis, denn immerhin entstehen ca. 95 % der Dickdarmkrebs-Erkrankungen auf der Basis zuvor gutartiger Polypen.

Die Polypenbildung bringt zwar einerseits Angst mit sich, andererseits aber auch die Chance, regelmäßige Vorsorgemaßnahmen zu ergreifen, die es in dieser Form bei keiner anderen Krebserkrankung gibt. Durch eine frühzeitige Entdeckung eines Polypen mithilfe einer Darmspiegelung oder Stuhlprobe kann man einer Krebsentstehung effektiv vorbeugen.

Besser ist natürlich, dass es erst gar nicht zur Polypenbildung kommt. Hier kann mit Vorbeugemaßnahmen wie einer gesunden Ernährung (insbesondere Ballaststoffe), regelmäßiger Bewegung und einer intakten Darmflora viel erreicht werden.

Diabetes

Zahlreiche Forschungsergebnisse stellen einen Zusammenhang zwischen einer Dysbiose im Darm und der Entstehung von Diabetes fest. Wenn die schlechten Bakterien im Darm ihren Anteil übersteigen und die nützliche Bakterienpopulation zurückgeht, besteht ein erhöhtes Risiko, an Diabetes Typ 1 als auch Diabetes Typ 2 zu erkranken.

Dem lässt sich jedoch durch verschiedene Maßnahmen und Verhaltensweisen entgegenwirken. Insbesondere nach einer Antibiotika-Therapie sollte der Bakterienstatus überprüft und ggf. eine Darmsanierung durchgeführt werden.

Diabetes - Die beiden Typen der Zuckerkrankheit und ihre Merkmale

Eine Diabetes-Erkrankung kann sich als Diabetes Mellitus Typ 1 oder Diabetes Mellitus Typ 2 zeigen. Diabetes Mellitus Typ 1 ist eine Autoimmunerkrankung, bei der die körpereigenen Abwehrkräfte, die Insulin produzierenden Beta-Zellen in den Inselzellen der Bauchspeicheldrüse angreifen. Dadurch entsteht ein

Insulinmangel. Die Erkrankung zeigt sich oft schon im Kindesalter, wobei die Gründe der Entstehung nicht klar definiert sind. Verursachend könnten Umweltfaktoren, Gene, Virusinfektionen sein, auch das Darmbiom ist im Gespräch. Die Autoimmunerkrankung ist im Gegensatz zu Diabetes Typ 2 weitaus seltener.

Diabetes Mellitus Typ 2 wird im Sprachgebrauch einfach als Diabetes bezeichnet und gilt als Volkskrankheit. Etwa 370 Millionen Menschen sind von der chronischen Stoffwechselkrankheit betroffen, Tendenz stark steigend. Bei dieser Krankheit besteht eine Insulinresistenz, die Blutzuckerwerte der Patienten sind erhöht. Die Zellen, die durch das von der Bauchspeicheldrüse gebildete Hormon Insulin mit Zucker versorgt werden sollen, reagieren nicht auf das Schlüsselhormon. Infolgedessen produziert die Bauchspeicheldrüse mehr Insulin, was dauerhaft zu einem Versagen der Insulinproduktion führt, wodurch Insulin mit Injektionen von außen zugeführt werden muss, um eine Unterzuckerung zu verhindern.

Ursächlich für Diabetes Typ 2 sind entweder eine genetische Veranlagung oder, weitaus öfter, eine ungesunde Lebensweise mit entsprechender Ernährung, weshalb Übergewicht einer der größten Risikofaktoren für die Erkrankung ist. Durch Studien ist auch die Darmflora in den Mittelpunkt des ursächlichen Interesses gerückt. Dieser Diabetes-Typ entwickelt sich schleichend, als Vorstufe gilt das Metabolische Syndrom, das die Kombination von Risikofaktoren für koronare Herzerkrankungen beschreibt. Diese sind Übergewicht/starkes Bauchfett, erhöhte Blutzucker-, Blutfett- und Blutdruckwerte.

Die Darmdysbiose als Risikofaktor für Diabetes

In einem gesunden Darm zeigt sich das Verhältnis der guten zu den schlechten Darmbakterien mit 80:20. Wie Wissenschaftler feststellen konnten, nimmt die gesunde Vielfalt bei Personen, die später an Diabetes Typ 2 erkranken, schon eine lange Zeit vor Diagnosestellung ab. Die ungünstigen Bakterien treten vermehrt auf, während die nützlichen Bakterien zunehmend verdrängt werden. Es entsteht ein Ungleichgewicht.

Bakterien, die Buttersäure oder andere kurzkettige Fettsäuren, welche die Energieverbrennung ankurbeln, zeigen sich bei Diabetikern in einer reduzierten Anzahl. Entzündungsfördernde Bakterienreste (Endotoxine) und Bakterien, die Essigsäure produzieren, sind vermehrt vertreten. Über das Nervensystem kann Essigsäure die Insulinausschüttung beeinflussen.

Auch Diabetiker vom Typ 1 weisen bereits frühzeitig Verschiebungen in der Darmflora auf. Eine Studie mit 33 Kindern, bei denen ein genetisches Risiko für die Erkrankung vorlag, konnte aufzeigen, dass sich bereits ein Jahr vor Ausbruch der Krankheit die nützlichen Bakterien um 25 % verringerten. Die schädlichen Bakterien nahmen zu. In diesem Bereich können jedoch keine genauen Aussagen darüber getroffen werden, dass die Darmflora sich generell schon im Vorfeld verändert zeigt. In Bezug auf Diabetes Typ 2 liegen deutlichere Ergebnisse vor.

Diabetes Typ 2 kann sich aus verschiedenen Risikofaktoren entwickeln, darunter vor allem Übergewicht und erhöhte Blutfettwerte, die auch mit einer aus dem Gleichgewicht geratenen Darmflora in Verbindung gebracht werden. Vorläufer einer Diabetes-Typ-2-Erkrankung ist oftmals das „Metabolische Syndrom", das essentielle Risikofaktoren für Arteriosklerose und daraus resultierende Herz-/Kreislauferkrankungen zusammenfasst. Dies sind Übergewicht, insbesondere mit starkem Bauchfett, Bluthochdruck, erhöhte Triglycerid-Blutfettwerte bei gleichzeitig erniedrigtem LDL-Cholesterin, erhöhte Blutzuckerwerte bzw. gestörte Glukosetoleranz oder Insulinresistenz. Personen, die davon betroffen sind, weisen meist auch eine gestörte Darmflora auf.

Niederländische Wissenschaftler haben in einer Studie die Stuhltransplantation zur Ansiedelung nützlicher Bakterien bei Menschen, die unter dem metabolischen Syndrom litten, erprobt. Die Insulinempfindlichkeit der Probanden verbesserte sich deutlich. Die Stuhltransplantation ist in Deutschland bisher nur für eine Darminfektion mit dem Bakterium Clostridiumdifficile möglich.

Die Darmflora von übergewichtigen Personen wies in zahlreichen Studien eine Dominanz von Firmicutes-Bakterien auf, die unverdauliche Kohlenhydrate aufspalten und daraus Energie zur Verfügung stellen. Das Zuviel an Energie wird jedoch meist nicht verbraucht und landet in den Fettzellen, die munter anwachsen und die abwehrstärkenden Bacteroidetes-Bakterien zurückdrängen. Starkes Bauchfett führt dazu, dass die Insulinempfindlichkeit der Zellen in Leber und Muskeln gemindert wird. Der Blutzucker steigt. Daraufhin produziert die Bauchspeicheldrüse mehr Insulin, damit es nicht zu einer Unterversorgung kommt. Diese Insulinresistenz kann mehrere Jahre anhalten, bevor Diabetes Typ 2 diagnostiziert wird.

Das Fettgewebe schüttet sogenannte Adipokine aus, wie Wissenschaftler jüngst festgestellt haben, die Einfluss auf den Fett- und Zuckerstoffwechsel und das Hormon Insulin nehmen, sie regulieren das Hungergefühl und die Nahrungsaufnahme. Adipokine verfügen je nach Art über entzündungshemmende oder entzündungsfördernde Eigenschaften. Sie stellen das Bindeglied zwischen Stoffwechsel und Immunsystem dar. Bei einer Gewichtszunahme werden weniger entzündungshemmende, dafür vermehrt entzündungsfördernde Adipokine gebildet.

Zur Gruppe der Adipokine gehört das Protein Adiponectin, das die Glukoseproduktion in der Leber unterdrückt, aber die Aufnahme von Blutzucker im Muskelgewebe fördert. Es stimuliert zudem die Fettverbrennung in den

Muskelzellen. Weiter hält der Botenstoff den Blutdruck niedrig und besitzt entzündungshemmende Eigenschaften. Bei Übergewichtigen bzw. adipösen Personen liegen die Adiponectin-Werte niedrig. Regulär steigen der Insulinspiegel und somit auch die Produktion von Adiponectin durch die Nahrungsaufnahme an. Sind jedoch die Fettzellen voll, erfolgt keine Ausschüttung mehr, der Adiponectin-Spiegel im Blut sinkt. Ein niedriger Adiponectin-Spiegel erhöht das Risiko für Diabetes Typ 2 und Arteriosklerose. Ein niedriger Adiponectin-Spiegel lässt sich bereits zwei Jahre vor Feststellung der Diabeteserkrankung durch entsprechende Tests erkennen.

Entzündungsprozesse, die durch eine Darmflora mit überwiegend schädlichen Bakterien hervorgerufen werden, sind ein weiteres Problem, das zur Entstehung von Diabetes führen kann. Auch hier kommen wieder die von den Fettzellen produzierten Adipokine ins Spiel, diesmal aber solche mit entzündungsfördernden Eigenschaften wie Interleukin-6 oder Tumornekrose Faktor-α, die bei adipösen Personen vermehrt vorkommen.

Eine gestörte Darmbarriere, die in Folge einer Dysbiose durch den Angriff von toxischen Abfallprodukten der schädlichen Bakterien entsteht, hat zur Folge, dass unverdaute Bakteriengifte in den Blutkreislauf gelangen. Dadurch werden die Entzündungsparameter vom Immunsystem auf einem erhöhten Level gehalten, was das Metabolische Syndrom begünstigt. Personen mit einem Metabolischen Syndrom zeigen teilweise auch eine erhöhte Blutgerinnung, die vermutlich mit den Entzündungsprozessen zusammenhängt.

Divertikulitis

Patienten mit Divertikulitis weisen häufig eine gestörte Darmflora auf. In der Naturheilkunde geht man sogar davon aus, dass eine Dysbiose ursächlich an der Entstehung der Divertikulitis beteiligt ist. Zahlreiche Erfahrungsberichte zeigen, dass sich die Erkrankung durch eine Darmsanierung deutlich verbessern kann und sich die Remissionen verlängern.

Divertikulitis ist eine der häufigsten Erkrankungen des Darmtraktes und wird zu den großen Volkskrankheiten gezählt. Ist man einmal von Divertikulitis betroffen, dann wird diese Krankheit die meisten Menschen das weitere Leben begleiten, da es sich um eine chronische Krankheitsform handelt.

Auch wenn die Diagnose zumeist sehr überraschend auf die betroffenen Patienten hereinbricht, so hat sich die Krankheit meistens schon im Vorfeld angekündigt. Die ersten Symptome sind allerdings nicht einheitlich, sodass bei dem einen Betroffenen eher Übelkeit und Erbrechen auftreten, bei dem anderen hingegen sind Schleim oder Eiter im Stuhl Hinweise auf die Divertikulitis.

Als charakteristisch gelten kleine dünne Ausstülpungen der Darmwand. Da diese nicht wie andere Darmbereiche entleert werden können, sammeln sich in diesen Ausstülpungen Nahrungsreste und Kotverstopfungen an, was lange Zeit beschwerdefrei bleiben kann.

Das Problem besteht darin, dass diese Ausstülpungen mit ihren Kotresten geradezu einladend auf Bakterien wirken, die sich hier gerne ansiedeln. Durch diese Bakterienansammlung kommt es in den betroffenen Darmabschnitten zu Entzündungen und Schmerzen.

Die besondere Gefahr besteht nicht nur darin, dass die Entzündungen jederzeit erneut auftreten können, sondern besonders gefürchtet sind die Folgeerscheinungen wie Eiteransammlungen und ein Durchbruch des Darms. Spätestens in diesem Moment wird die Divertikulitis lebensbedrohlich und bedarf einer Notoperation. Je nach Krankheitsverlauf kann es auch zuvor bereits zu einer Entfernung von entzündeten Darmabschnitten kommen.

Nicht immer muss die Divertikulitis so dramatisch verlaufen, wie es zunächst den Anschein haben kann. Dennoch sollte man diese Krankheit mit all ihren Tücken nicht unterschätzen und verharmlosen. Sie ist eine ernsthafte Erkrankung, der man mit bestimmten Maßnahmen entgegentreten muss, um Schlimmeres zu verhindern.

Damit es erst gar nicht so weit kommt, sollte man möglichst verhindern, dass die gefürchteten Ausstülpungen der Darmwand überhaupt auftreten. Hier können viele Anwendungen, die in diesem Buch im Zusammenhang mit der Darmsanierung vorgestellt werden, gute Dienste leisten, wie insbesondere eine ballaststoffreiche Ernährung, regelmäßige Bewegung und die Verabreichung von Prä- und Probiotika. Fleischkonsum sollte man reduzieren, überhaupt sind Fleischliebhaber prädestiniert, an Divertikulitis zu erkranken.

Auch ältere Menschen tragen ein höheres Risiko, insbesondere ab dem 70. Lebensjahr, denn während zwischen dem 50. und 60. Lebensjahr ca. jeder Vierte betroffen ist, sind es bei Personen ab 70 Jahren über 40 %. Demzufolge wird Divertikulitis auch nicht nur als eine Wohlstandskrankheit bezeichnet, sondern auch als eine Alterskrankheit.

Entzündliche Darmerkrankungen (Morbus Crohn, Colitis ulcerosa)

Chronisch entzündliche Darmerkrankungen sind in westlichen Industrieländern weit verbreitet, allein in Deutschland sind über 400.000 Personen betroffen. Die beiden mit Abstand häufigsten Krankheitsbilder sind Morbus Crohn und Colitis ulcerosa. Diese Erkrankungen sind durch starke Bauchschmerzen und Blähungen gekennzeichnet.

Häufig kommt es hierbei auch zu chronischem Durchfall, der in einer akuten Phase so dramatisch werden kann, dass die Toilette täglich bis zu 20 Mal aufgesucht werden muss. Die Diagnose der entzündlichen Darmerkrankungen wird über eine Magen-Darmspiegelung gestellt.

Colitis ulcerosa wurde erstmalig im Jahr 1859 erwähnt, somit ist sie nicht eine der „neuen Modeerkrankungen", als die sie hin und wieder dargestellt wird. Bedenklich ist allerdings, dass die Anzahl der Neuerkrankungen seit dem Ende des Zweiten Weltkrieges stark zugenommen hat, eine Trendwende scheint nicht absehbar.

Hauptkennzeichen der Colitis ulcerosa ist eine Geschwür- und Entzündungsbildung, die im Dickdarm und Mastdarm stattfindet. Einen Übergang auf den Dünndarm gibt es nur in seltenen Fällen.

Fast immer beginnt die Krankheit im Mastdarm, von wo aus sie sich auf den Dickdarm ausbreitet. Bei etwa 50 % der Patienten sind die Geschwüre und Entzündungen auf das Rektum und den letzten Bereich des Dickdarms beschränkt.

Aus schulmedizinischer Sicht ist die Colitis ulcerosa nicht heilbar, sodass Patienten, die keine alternativen Behandlungswege beschreiten, lebenslang mit dieser Erkrankung konfrontiert werden.

Die Naturheilkunde verfügt über einige Möglichkeiten, in Verbindung mit einer Ernährungsumstellung die Krankheitssymptome und Schübe zu lindern. Auch einige Maßnahmen, die in diesem Buch beschrieben werden, können zu einer besseren Lebensqualität führen.

Eine ebenso häufig vorkommende entzündliche Darmerkrankung ist Morbus Crohn. Obwohl beide Krankheitsbilder sehr viele Gemeinsamkeiten aufweisen, unterscheiden sie sich in einigen wesentlichen Aspekten doch deutlich.

Ein gravierender Unterschied besteht darin, dass bei Morbus Crohn nur ein abschnittsweiser Befall eintritt, während die Colitis ulcerosa ein kontinuierliches Befallmuster aufweist. Eine weitere Abgrenzung besteht darin, dass bei Morbus Crohn nicht nur ein Teilabschnitt des Darms betroffen sein kann, sondern der gesamte Verdauungstrakt. Dies kann zu deutlich umfassenderen Beschwerdebildern führen, weil sogar Entzündungen am After, in der Speiseröhre und im Mund entstehen können.

Überhaupt kann Morbus Crohn insgesamt zerstörerischer auftreten, denn die Entzündungen können sogar tiefer liegende Gewebeschichten erreichen, sodass sich schwerwiegende Fisteln bilden.

Als wenn all das noch nicht ausreichen würde, ist das Darmkrebsrisiko im Vergleich zu Colitis ulcerosa dreimal höher, und eine operative Entfernung von Teilbereichen des Darms führt nicht zur Heilung, weil die Entzündungen und Geschwüre jederzeit andere Bereiche des Verdauungstraktes betreffen können.

Patienten mit chronisch entzündlichen Darmerkrankungen können von einer Darmsanierung profitieren. Häufig ist bei den betroffenen Personen eine Fehlbesiedelung des Darms nachweisbar. Eine spezielle Kohlenhydrat-Diät kann in diesen Fällen für die Beseitigung der schädlichen Darmbakterien sorgen und das Krankheitsbild sehr günstig beeinflussen. Lesen Sie hierzu auch das Kapitel „Dünndarmfehlbesiedelung – der Supergau im Darm“.

Hämorrhoiden

Auch Hämorrhoiden zählen zu den weit verbreiteten Verdauungsproblemen. Ab einem Alter von 50 Jahren leidet fast die Hälfte unter diesem Krankheitsbild. Allerdings wird hier von einer großen Dunkelziffer ausgegangen, weil es ein verheimlichtes Leiden ist, das selten den Weg in die Öffentlichkeit findet. Selbst so mancher Hausarzt ahnt nichts von diesem oftmals verschwiegenen Leiden seiner Patienten.

Wenn man umgangssprachlich Hämorrhoiden meint, dann bezieht sich dies auf einen Teil des Feinverschlusses am After. Am Übergang vom Enddarm zum After befindet sich dieses spezielle Gefäßgeflecht, das aus venösen und arteriellen Blutgefäßen besteht. Sind diese erweitert oder stülpen sie sich mit ihren krampfaderähnlichen Erweiterungen nach außen vor den After, dann sprechen wir von Hämorrhoiden.

Wenn man sich noch nicht ausführlich mit diesen Venen am After beschäftigt hat, dann bringt man mit Hämorrhoiden zumeist ein lästiges Jucken und Brennen im Analbereich in Verbindung. Eine Vergrößerung dieser Hämorrhoiden kann auch zu Blutungen und Schmerzen führen, die sich vorwiegend beim Stuhlgang zeigen.

Ab einem bestimmten Stadium sind diese Veränderungen am After auch optisch erkennbar, ein kleiner Handspiegel reicht hierfür aus, um zu sehen, wie die Hämorrhoiden nach außen gestülpt und angeschwollen sind.

Das Risiko der Entstehung von Hämorrhoiden wird durch einige Faktoren erhöht wie beispielsweise durch eine ballaststoffarme Ernährungsweise und wenig körperliche Bewegung. Auch eine überwiegend im Sitzen ausgeführte Tätigkeit wirkt sich begünstigend auf Hämorrhoiden aus. Die hierdurch entstehende Verdauungsträgheit führt zu Blutstauungen im Bereich unterhalb der Hüfte, wodurch die Entstehung von Hämorrhoiden unterstützt wird.

Die Ursachen von Hämorrhoiden sind sehr unterschiedlich und werden oftmals auch genetisch beeinflusst, zumindest wenn eine Schwäche der Gefäße vorliegt. Darüber hinaus kann auch chronische Verstopfung die Entstehung von Hämorrhoiden forcieren, da durch den harten und lange im Darm verbleibenden Nahrungsbrei ein sehr hoher Druck auf die Gefäße des Afters ausgeübt wird. Durch starkes Pressen und besonders „Nachpressen" wird die Situation schließlich noch ungünstiger.

Auch das absichtliche vorübergehende Einhalten des Stuhls unterstützt die Entstehung von Hämorrhoiden. Dies geschieht oft aus Zeitmangel oder weil gerade keine passende Toilette verfügbar ist. Einzelfälle nimmt der Darm nicht übel, aber wenn die Einzelfälle Regelfälle werden, braucht man sich eines Tages über Hämorrhoiden nicht zu wundern.

Personen mit häufigem Durchfall laufen Gefahr, dass sich bereits vorhandene Hämorrhoiden vergrößern. Besonders Menschen mit Nahrungsmittelunverträglichkeiten sind von diesem Problem betroffen, weil sich bei ihnen Diätfehler sehr oft mit Durchfall „rächen".

Um vorhandene Hämorrhoiden zu lindern, gibt es verschiedene Möglichkeiten. Hier kann oft auch mit herkömmlichen Hausmitteln Linderung erreicht werden wie beispielsweise durch regelmäßige Sitzbäder oder Salben. Durch Zäpfchen aus Mulleinlage, die auch als Hämotamps oder Analtampons bezeichnet werden, können Entzündungen und Juckreiz gemildert werden. Wenn im Stuhl Blut vorhanden und das Jucken sehr stark ist, sollte unbedingt ein Facharzt konsultiert werden.

Wenn die auf die Entstehung von Hämorrhoiden begünstigenden Faktoren nicht abgestellt werden, kommen oftmals schulmedizinische „Radikalmethoden" wie Operationen, Abklemmungen oder Verödungen zum Einsatz, wenngleich diese nicht für eine dauerhafte Beschwerdefreiheit sorgen. Insbesondere wenn der Anteil der Ballaststoffe in der Ernährung nicht erhöht wird und eine Dysbiose nicht beseitigt wird, besteht dieses Risiko.

Überhaupt werden die rein symptomatisch ansetzenden Maßnahmen von Naturheilkundlern nicht unbedingt für gut befunden. Geht es nach ihnen, dann sollten bei Hämorrhoiden neben der Verbesserung der Verdauungsleistung auch eine Darmsanierung, Unterstützung der Leber und eine Entsäuerung erfolgen. Besonders eine gesunde Darmflora ist bei Hämorrhoiden unverzichtbar, weil sie nicht nur für einen weicheren Stuhl sorgt, sondern auch für regelmäßige Darmentleerungen.

Das „Leaky Gut Syndrom"

War das „Leaky Gut Syndrom" bis vor einigen Jahren noch weitgehend unbekannt, wird die Diagnose inzwischen immer häufiger gestellt. Die Entstehung des „Leaky Gut Syndroms" steht in enger Verbindung mit einer Darmdysbiose und geht oftmals mit Candida-Hefepilzen einher.

Bei diesem Krankheitsbild ist die wichtige Barriere der Darmschleimhaut unterbrochen, sodass man auch von einem durchlässigen Darm spricht. Die Darmschleimhaut ist wie ein Netz im Darm ausgebreitet und mit einer Größe von ca. 300 qm die größte Kontaktfläche des Körpers zur Umwelt. Hier sind wichtige Abwehrzellen ansässig, die mit Fremdsubstanzen oder Mikroben aus der Umwelt in Kontakt kommen und entscheiden, was in den Blutkreislauf gelangen darf und was nicht. Ist die Darmschleimhaut löchrig, funktioniert diese Abwehr nicht mehr, sodass schädliche Substanzen in den Körper gelangen.

Die Folgen sind vielfältig, so steht das „Leaky Gut Syndrom" inzwischen im Verdacht, für viele gesundheitliche Probleme mitverantwortlich zu sein, insbesondere bei Allergien und Nahrungsmittelintoleranzen sind diese Störungen der Darmschleimhaut festzustellen. Auch das Immunsystem wird beeinträchtigt, denn die eindringenden Viren, Bakterien und Hefen gelangen durch die durchlässige Darmwand ungehindert in den Blutkreislauf.

Solange die Darmschleimhaut nicht geschlossen wird, kann man diesem Teufelskreis nicht entrinnen. Erschwerend kommt hinzu, dass sich dann die Darmsituation mit der Zeit weiter verschlimmert und Allergien sowie Nahrungsmittelunverträglichkeiten stetig zunehmen.

Um das Leaky Gut Syndrom erfolgreich zu behandeln, ist es erforderlich, die Dysbiose, die diesen Zustand mitzuverantworten hat, zu beseitigen.

Weitere Informationen lesen Sie bitte in meinem Buch „Leaky Gut – der durchlässige Darm" nach.

Nahrungsmittelintoleranzen

Was für das Auto der Kraftstoff ist, sind für den Menschen die Nahrungsmittel. Erhält der Körper Nahrung, die er nicht verarbeiten kann, beginnt er wie ein Automotor zu stottern. Es treten Beschwerden auf wie Blähungen, Bauchschmerzen, Schweißausbrüche, Pickel, Ekzeme, Herzrasen, Haarausfall und viele weitere Symptome, die oftmals gar nicht auf unverträgliche Nahrungsmittel zurückgeführt werden.

Es mutet schon fast paradox an, einerseits in materiellem Überfluss zu leben, aber auf der anderen Seite sind in ihrer Größenordnung nie da gewesene ernährungsbedingte Zivilisationserkrankungen zu beklagen. Je industrialisierter unsere Nahrungsmittel in den vergangenen Jahrzehnten wurden, umso mehr stieg die Anzahl der chronischen Erkrankungen an.

So sind auch Unverträglichkeiten auf Nahrungsmittel in der heutigen Zeit weitaus häufiger anzutreffen als noch vor etwa 20 Jahren. Experten gehen davon aus, dass mittlerweile ca. 50 % der Bevölkerung von Nahrungsmittelintoleranzen betroffen sind, Tendenz steigend.
Nahrungsmittelallergien hingegen treten wesentlich seltener auf, nämlich nur bei 1 – 2 % der Erwachsenen, sie sind aber trotzdem wesentlich bekannter und präsenter in der Öffentlichkeit als die Intoleranzen.

Nahrungsmittelintoleranzen unterscheiden sich gravierend von Nahrungsmittelallergien, doch werden sie in der Praxis häufig nicht differenziert. Bei Allergien werden Antikörper gebildet, und sie rufen Sofortreaktionen des Körpers hervor.

Bei Intoleranzen hingegen werden keine Antikörper gebildet, und die Symptome treten zeitversetzt auf, manchmal erst bis zu 72 Stunden später. Genau diese zeitliche Verzögerung macht die Diagnose von Intoleranzen so schwierig. Wenn man am Montag ein Schnitzel gegessen hat, aber erst am Mittwoch unter Symptomen leidet, ist es schwierig, den Zusammenhang herzustellen bzw. die Ursache herauszufinden.

Was die Situation und Diagnostik zusätzlich erschwert, sind die Symptome selbst. Diese sind nämlich geradezu identisch mit denen von Allergien. Sie reichen von Kopfschmerzen über Herzrhythmusstörungen, Allergien, Haut- und Haarproblemen bis hin zu umfangreichen Verdauungsbeschwerden.

Besteht der Verdacht, dass ein Patient bestimmte Lebensmittel nicht verträgt, werden Allergietests gemacht, die jedoch völlig sinnlos sind, um eine Intoleranz zu diagnostizieren. Da bei Nahrungsmittelintoleranzen das Immunsystem nicht so involviert ist wie bei Allergien, werden keine Antikörper gebildet, die sich mit herkömmlichen Allergietests feststellen lassen. In den allermeisten Fällen sind die Testergebnisse somit negativ. Es sei denn, es liegt doch auf das ein oder andere

Nahrungsmittel eine Allergie vor. Die Symptome von Unverträglichkeiten und Allergien sind zwar meistens identisch oder zumindest zum Verwechseln ähnlich, aber Intoleranzen sind mit einem klassischen Allergietest nicht diagnostizierbar.

Somit leiden viele Menschen unter unspezifischen gesundheitlichen Problemen und wissen gar nicht, dass die Ursache eine Nahrungsmittelintoleranz ist. Zum Leidwesen der Betroffenen wird dieses Thema im Praxisalltag noch immer vernachlässigt, sodass es nicht ungewöhnlich ist, erst nach einer langen Ärzte-Odyssee die erlösende Diagnose zu erhalten. Zu den Nahrungsmittelintoleranzen zählen hauptsächlich die Histamin-, Fruktose-, Gluten- und Laktoseintoleranz.

Nahrungsmittelintoleranzen stehen bei vielen Betroffenen in Verbindung mit einer geschädigten Darmflora und meistens auch einer durchlässigen Darmschleimhaut. Aus diesem Grund sollte bei einer Nahrungsmittelintoleranz auch immer der Zustand der Darmflora und Darmschleimhaut untersucht werden. Durch hieraus resultierende Therapien und den Verzicht auf die jeweils unverträglichen Nahrungsmittel kann es bei vielen Betroffenen zu deutlichen Symptomverbesserungen kommen.

Wird die Darmschleimhaut hingegen ständig mit unverträglichen Nahrungsmitteln konfrontiert, fördert das die Entzündungsbereitschaft des Darms und führt zu einer noch stärkeren Dysbakterie und zum Fortschreiten der durchlässigen Darmschleimhaut. Solange aber die Nahrungsmittelintoleranzen nicht erkannt und somit nicht berücksichtigt werden, laufen alle weiteren Darmsanierungstherapien ins Leere.

Und werden dem Körper weiterhin unverträgliche Nahrungsmittel zugemutet werden, ist es unmöglich, die Darmschleimhaut effektiv zu schließen. Erst nach mehreren Monaten können sie wieder ganz langsam in den Ernährungsplan eingeführt werden.

Sinnvoll ist hier eine Rotationsdiät, bei der die Lebensmittel in einem 5-Tages-Rhythmus gegessen werden. So wird z. B. das Lebensmittel des ersten Tages erst wieder am fünften Tag verzehrt, das Lebensmittel vom zweiten Tag erst wieder am sechsten Tag usw..

Sobald die unverträglichen Nahrungsmittel vermieden, die geschädigte Darmflora und Darmschleimhaut und der eventuell vorliegende Candida erfolgreich therapiert werden, bessern sich bei vielen Patienten die Beschwerden. Es ist ein sehr langwieriger Prozess, weil die Darmsanierung bis zu 1,5 Jahren dauern kann. Aber man kann damit belohnt werden, dass jahrelang unverträgliche Lebensmittel irgendwann wieder gegessen werden können. Diese Perspektive vor Augen motiviert, durchzuhalten.

Reizdarmsyndrom (RDS)

Die Diagnose Reizdarmsyndrom hat sich in den letzten Jahren zu einem Massenphänomen entwickelt. Erhebungen gehen davon aus, dass bis zu 1/3 der Bevölkerung betroffen ist.
Abgesehen von Erkältungen ist der Reizdarm der häufigste Grund für eine Arbeitsunfähigkeit im Berufsleben. Menschen mit Reizdarm sind durchschnittlich bis zu 3 Tage pro Monat nicht fähig zu arbeiten. Je nach Ausprägung der Erkrankung kann es zu noch mehr Krankheitstagen kommen, in Einzelfällen ist der Reizdarm sogar der Auslöser für eine Frühverrentung.

Die Symptome, mit denen sich der Reizdarm äußert, sind sehr unterschiedlich und auch dafür verantwortlich, dass eine Diagnose nicht selten erst nach einem längeren Leidensweg erfolgt. Während bei dem einen Patienten häufige Blähungen und Bauchkoliken auftreten, kommt es bei anderen hingegen zu chronischen Verstopfungen, Durchfällen oder breiigen Stuhlmassen. Auch eine wechselnde Konsistenz und Frequenz des Stuhls kann auf einen Reizdarm hindeuten. Wenn diese Symptome länger als 3 Monate andauern, spricht man vom Reizdarmsyndrom.

Da die beim Reizdarm auftretenden Symptome auch durch andere Erkrankungen entstehen können, ist es wichtig, die Beschwerden ernst zu nehmen und mögliche Krankheiten wie etwa Darmkrebs, Morbus Crohn oder Colitis ulcerosa auszuschließen. Fast genauso wichtig ist es allerdings, auch das Vorliegen möglicher Nahrungsmittelintoleranzen abzuklären.

Obwohl der Reizdarm längst ein großes Problem in unserer Gesellschaft darstellt, liegt zum Leidwesen der Betroffenen noch vieles im Dunkeln. Denn noch immer gilt die Ursache, die für den Reizdarm verantwortlich ist, als ungeklärt. Allzu oft wird der Auslöser in Stressfaktoren gesehen, die Frage ist aber, wieso sich die Symptome auch in Ruhephasen zeigen?

Nicht selten durchlaufen die Patienten eine wahrhaftige Odyssee, wenn es um die verabreichten Medikamente geht. Diese beginnt häufig mit krampflösenden Mitteln und Präparaten gegen Durchfall oder Verstopfung. Hilft dies alles nicht, oder werden die Symptome nur unzureichend gelindert, ist der Griff zu Antidepressiva oftmals leider nicht mehr weit. Dies mag wohl daran liegen, dass die Ursache des Reizdarms bei nicht wenigen Patienten als psychosomatisch angesehen wird. Infolgedessen kommt es häufig zu psychotherapeutischen Behandlungsvorschlägen mit Verhaltenstherapien und stressreduzierenden Maßnahmen, die jedoch in vielen Fällen erfolglos verlaufen.

Das Ergebnis ist Frust und Ratlosigkeit auf beiden Seiten. Spätestens diese Situation führt dann so manchen Patienten zur Naturheilkunde. Und wenn hier durch einen erfahrenen Therapeuten eine umfassende Darmsanierung und

Ernährungsumstellung erfolgen, verschwindet der Reizdarm in vielen Fällen wie auf wundersame Art und Weise.

Doch ganz so wundersam ist das gar nicht, wie auch der Direktor des Instituts für Ernährungsmedizin der Universität Hohenheim, Prof. Dr. med. Stefan Bischoff, aufgrund von Studienergebnissen deutlich macht. Demnach bestehe durchaus das Risiko eines Reizdarmsyndroms aufgrund einer gestörten Darmflora.

Selbstvergiftung des Körpers

Die Selbstvergiftung des Körpers, in englischsprachigen Ländern als „Autointoxication" bezeichnet, steht in engem Zusammenhang mit der Darmgesundheit und sollte bei einer umfassenden Darmsanierung unbedingt berücksichtigt werden. *Insbesondere in schweren Fällen, bei denen es bereits zu chronischen Krankheitsbildern gekommen ist, kann der Aspekt der Selbstvergiftung des Körpers wichtige Erkenntnisse und somit Verbesserungen der Gesundheit mit sich bringen.* In der Naturheilkunde gilt die Autointoxikation mittlerweile als eine wesentliche Ursache zahlreicher chronischer Erkrankungen.

Wenn die Verdauung reibungslos läuft, der Stuhl täglich entleert wird und die Darmflora gesund ist, dann wird es nicht zu einer Selbstvergiftung des Körpers durch Ansammlungen von schädlichen Substanzen kommen. Aber bei welchem Erwachsenen gibt es eine so intakte Gesundheit - keine Blähungen, Verstopfung oder Durchfall? Und wer verfügt heutzutage überhaupt noch über eine gesunde Darmflora?

Ist die Darmflora geschädigt, kommt es aufgrund von Gärungs- oder Fäulnisprozessen zur Produktion von diversen schädlichen Substanzen, was einer kleinen „Chemiefabrik" im Darm gleichkommt und die Ausgangsbasis für die Selbstvergiftung des Körpers darstellt. Denn wenn der Körper nicht in der Lage ist, die selbst produzierten Stoffwechselprodukte auszuscheiden, vergiftet er sich selbst.

Eiweiße faulen und fördern die Fäulnisflora, Kohlenhydrate fermentieren und unterstützen die Gärungsflora, und Öle und Fette können bei einer unzureichenden Verdauung ranzig werden. Der Körper versinkt zunehmend in seinem eigenen Abfallberg.

Insbesondere durch Darmpilze kommt es zu einer vermehrten Produktion von schädlichen Substanzen wie Methylalkoholen und Athylalkoholen. Diese Fuselalkohole sind für den Organismus wesentlich schädlicher als Alkohol, der in alkoholischen Getränken enthalten ist. Die Produktion von Fuselalkoholen wird durch den Verzehr von Rohkost gefördert. *Daher sollten rohe Lebensmittel nicht bei einer geschädigten Darmflora verzehrt werden.*

Indem die Alkohole über den Darm in den Körper weitergeleitet werden, kommt es zu Belastungen des gesamten Organismus. Hauptsächlich betrifft dies die Leber, Bauchspeicheldrüse und Darmschleimhäute. Die Schäden der Darmschleimhaut zeigen sich durch die durch Fuselalkohole entstehende Durchlässigkeit, dem „Leaky Gut Syndrom".

Indem durch die durchlässige Darmschleimhaut unzureichend verdaute Nahrungsbestandteile und andere belastende Substanzen in den Blutkreislauf gelangen, kommt es durch die Fuselalkohole letztendlich zu einer Belastung des ganzen Stoffwechsels.

Bei den Verdauungsprozessen entstehen noch einige weitere gefährliche Substanzen wie Indole, Skatole, Phenole, Kresole, biogene Amine und das als kanzerogen bekannte Formaldehyd. Schwefelhaltige Verbindungen, die hier entstehen, lassen sich anhand eines faulen Geruchs beim Stuhlgang feststellen.

Welche der schädlichen Substanzen im Darm produziert werden, ist von den jeweiligen Darmbakterien abhängig. Da es über 1.000 verschiedene Arten gibt, kann man erahnen, dass es hier zu sehr komplexen Giftcocktails kommen kann.

Die Produktion von schädlichen Substanzen im Darm wird durch verschiedene Faktoren begünstigt. Da ist einerseits die Verweildauer des Nahrungsbreis im Darm, die die Entstehung oder Vermeidung von Schadstoffen beeinflusst. Wenn die Nahrung zu lange im Darm verbleibt, bilden sich durch die Gärungsprozesse unweigerlich Giftstoffe. Da die normale Passagedauer der Nahrung etwa einen Tag beträgt, ist alles, was über diesen Zeitraum hinausgeht, als zu lang anzusehen. Je mehr dieser belastenden Stoffe produziert werden, umso deutlicher kommt es zu einer Selbstvergiftung mit eigenen Schlacken und Giftstoffen. Durch einen derart komplexen Giftcocktail und das in so einer Situation unweigerlich vorhandene krankhafte Darmmilieu wird insbesondere die Leber sehr strapaziert und nicht selten überfordert.

Denn auch die Entgiftungskapazitäten dieses wundervollen Entgiftungsorgans, das als das Klärwerk des Körpers bezeichnet wird, sind irgendwann erschöpft. Durch die Überlastung der Leber werden die Schadstoffe sogar in noch toxischere Substanzen verwandelt. Die Belastung kann schließlich so weit fortschreiten, dass durch die chronische Überlastung leberspezifische Funktionsstörungen auftreten.

Auch eine unzureichende Sauerstoffversorgung des Gewebes ist eine wesentliche Folge der Selbstvergiftung. Denn dadurch, dass die Schlackenstoffe und Abfallsubstanzen nicht mehr abgebaut und aus dem Körper ausgeleitet werden, kommt es zur Einlagerung im Bindegewebe, was eine wesentliche Grundlage der Selbstvergiftung darstellt.

Als deutlicher Hinweis auf eine Selbstvergiftung gilt ein basisches Darmmilieu. Ab einem pH-Wert von 7 im Stuhl ist davon auszugehen, dass eine massive Selbstvergiftung im Darm stattfindet, die insbesondere durch stark belastendes Ammoniak erfolgt. Und je basischer der Darm ist, umso mehr nimmt die Ammoniakproduktion und damit die Belastung der Leber zu.

Infolgedessen kann die Leber andere wichtige Aufgaben nicht wahrnehmen, was zu weiteren gesundheitlichen Problemen führt. Wie es zu einer Verschiebung in ein zu basisches Darmmilieu kommt, ist in dem Kapitel „PH-Wert – eine wichtige Basis für die Darmgesundheit“ ausführlich beschrieben.

Wenn im Darm Ammoniak entsteht, wird dieser zur Leber weitergeleitet, wo er unter anderem zu Harnstoff umgewandelt wird. Da hiervon ein Teil zurück in den Darm transportiert wird, kommt es hier erneut zu einer Ammoniakbelastung, sodass ein Teufelskreis entsteht. Bei einer Selbstintoxikation muss es unbedingt das Ziel sein, die Ammoniakbelastung zu reduzieren. Da Ammoniak insbesondere durch den Abbau von Proteinen gebildet wird, sollte der Verzehr von Eiweiß drastisch reduziert werden.

Außerdem kann durch die Einnahme von rechtsdrehender Milchsäure für eine Reduzierung der Ammoniakbelastung gesorgt werden, indem durch die Absenkung des pH-Wertes im Darm die ammoniakbildenden Bakterien zurückgedrängt werden. Allerdings kommt es nicht nur durch einen zu hohen pH-Wert zu einer Selbstvergiftung des Körpers, sondern auch durch Ablagerungen im Darm.

Die meisten Menschen machen sich keine Vorstellung davon, dass sie im Darm regelrechte „Altlasten“ mit sich herumtragen, die mitunter schon viele Jahre alt sind. Durchschnittlich sind im Darm eines erwachsenen Menschen zwischen 2,5 und 5 Kilogramm unverdaute, verfaulte Fäkalien und andere schädliche Substanzen vorhanden. Allein diese führen schon zu einer stetigen Belastung des Darms und des Stoffwechsels, indem sie permanent Gase produzieren. Der beste Beweis hierfür und andererseits auch die sinnvollste Therapie bei der Existenz dieser Kotrückstände liefert die Colon-Hydro-Therapie. Hier ist es immer wieder erstaunlich, dass nachweislich alte Verdauungsrückstände zum Vorschein kommen, die mitunter schon viele Jahre lang im Darm gelagert waren.

Schreitet die Selbstvergiftung ungehindert fort, führt dies mit der Zeit zwangsläufig zu diversen gesundheitlichen Beschwerden, weil die belasteten Organe mit der Flut an Stoffwechselgiften völlig überfordert sind. Die hierdurch auftretenden Symptome und Krankheitsbilder äußern sich durch Magen-Darm-Störungen, Hauterkrankungen, chronische Müdigkeit, Kopfschmerzen,

Benommenheit, Allergien, Immunschwäche, Polyarthritis, Herz-Kreislaufprobleme und viele andere, die auf den ersten Blick nicht in Zusammenhang mit einer geschädigten Darmflora und einer Selbstvergiftung des Körpers zu stehen scheinen.

Auch bei Erkrankungen wie Morbus Crohn und Colitis ulcerosa gehen Naturheilkundler davon aus, dass sie durch die Selbstvergiftung des Körpers begünstigt werden.

Die Beseitigung einer Selbstvergiftung sollte sinnvollerweise aus mehreren Elementen bestehen. Einerseits sind Darmreinigungen in Form von Einläufen oder der Colon-Hydro-Therapie sehr effektiv, andererseits ist es auch von großer Wichtigkeit, die Ernährung anzupassen, die Darmflora zu sanieren und gegebenenfalls die Verdauung zu stärken.

Übergewicht

Von Übergewicht sind immer mehr Menschen, vor allen in den großen Industrienationen, betroffen. Etwa 30 % der Weltbevölkerung hat mit den ungeliebten Kilos zu kämpfen. Ägypten und Amerika führen die Liste mit den meisten Übergewichtigen an und auch in Europa zeigt sich eine steigende Tendenz zur Leibesfülligkeit. Starkes Übergewicht ist ein hoher Risikofaktor für Diabetes Typ 2, Bluthochdruck, Herzinfarkt, Schlaganfall und Gelenkerkrankungen. Auch Depressionen können durch Fettleibigkeit ausgelöst werden.

Ob ein Mensch schlank, normal-, übergewichtig oder fettleibig ist, lässt sich wissenschaftlich am Body Maß Index (BMI) erkennen. Danach liegt das Normalgewicht zwischen den BMI-Werten 18,5 und 25. Werte, die zwischen 25 und 30 liegen, kennzeichnen ein Übergewicht. Ab einem Wert von 30 spricht man von Fettleibigkeit oder Fettsucht (Adipositas).

Die Hauptgründe für Übergewicht bestehen in einer überwiegenden fett- und zuckerreichen Ernährung, ungünstigen Essgewohnheiten und mangelnder Bewegung. Doch auch die Bakterien der Darmflora mischen mit, wie zahlreiche verschiedene und unabhängige Studien zeigen. Auch wenn die meisten Studien an Mäusen durchgeführt wurden, so lassen sie doch Rückschlüsse auf den Menschen zu. Nach den Erkenntnissen ist es wichtig, die gestörte Darmflora zu regenerieren und dauerhaft zu stabilisieren. Darmsanierung, Gewichtsreduktion und eine Ernährungsumstellung, die auf gesunde, abwechslungsreiche Ernährung mit Ballaststoffen setzt, tragen dazu bei, dass Übergewicht eingedämmt und vermieden wird.

Zwei Bakterienstämme und ihr Einfluss auf das Körpergewicht

Etwa 90 % der Darmbakterien werden den Stämmen Firmicutes und Bacteroidetes zugerechnet, wobei die jeweiligen Anteile beider Bakteriengruppen von Mensch zu Mensch variieren können. In Studien konnte festgestellt werden, dass in der Darmflora von übergewichtigen Menschen die Firmicutes-Bakterien in der Überzahl waren, während bei normalgewichtigen und schlanken Personen die Bacteroidetes-Bakterien dominierten. Eine Gewichtsreduzierung hatte einen Anstieg der Bacteroidetes-Bakterien zur Folge.

Firmicutes-Bakterien haben eine ganz besondere Eigenschaft: Sie können auch die eigentlich unverdaulichen Kohlenhydrate (Ballaststoffe) in ihre Bestandteile aufspalten und daraus Zucker und kurzkettige Fettsäuren für den Organismus bereitstellen. Das bedeutet zusätzliche Kalorien oder Energie aus eigentlichen kalorienarmen Nahrungsmitteln.

Man kann die Firmicuten auch als gute Nahrungsverwerter bezeichnen, während die Bacteroidetes-Bakterien eher schlechte Nahrungsverwerter sind, da Ballaststoffe durch sie unverdaut ausgeschieden werden. Bacteroidetes fördern den Verdauungsprozess, sie hemmen zudem die Einlagerung von Fett und sorgen für ein Sättigungsgefühl. Firmicutes-Bakterien hingegen fördern den Fettansatz. In einer Studie konnte nachgewiesen werden, dass der Stuhl von übergewichtigen Mäusen deutlich weniger Kalorien aufwies, als der von normalgewichtigen Mäusen.

Je höher die Anzahl der Firmicutes, umso höher ist auch die Kalorienausbeute. Bis zu 10 % oder 150-200 Kalorien und mehr werden täglich zusätzlich eingefahren. Firmicutes-Bakterien werden von fett- und zuckerreichen Lebensmitteln genährt, deren Konsum sie durch Signale an das Gehirn, die Appetit oder Heißhunger auslösen, beeinflussen können. So vermehren sie sich munter weiter und erhöhen gleichzeitig die Ausbeute an Kalorien aus unverdaulichen Kohlenhydraten. Die Bacteroidetes werden immer weiter zurückgedrängt.

Einige Subtypen der Firmicues-Bakterien wie Enterobacteriaceae und Desulfovibrionaceae produzieren hochgiftige Lipopolysaccaride, welche die Darmbarriere angreifen und zu Entzündungen, Fetteinlagerungen oder Sensibilitätsstörungen für Insulin führen können.

In einer Mäusestudie konnte gezeigt werden, dass die Übertragung einer von Firmicutes-Bakterien dominierten Darmflora auf schlanke Mäuse mit keimfreiem Darm schon bei normaler Fütterung zu einer Gewichtszunahme der dünnen Mäuse führte.

Eine belgische Untersuchung ergab, dass eine durch hohen Fettkonsum veränderte Darmflora die Durchlässigkeit der Darmschleimhaut erhöht. Bakteriengifte, die normalerweise diese Barriere nicht durchdringen können, gelangen dann in den Blutkreislauf und fördern Entzündungen.

Um verlässlich herauszufinden, ob der Anteil der Firmicutes-Bakterien erhöht ist, hat sich ein Stuhltest bewährt. Dieser kann in einer Arztpraxis bei entsprechendem Angebot durchgeführt werden. Alternativ finden sich auch verschiedene Unternehmen, die einen Stuhltest auf Bakteroidetes und Firmicutes über das Internet anbieten und nach Einsendung der Probe die Auswertung vornehmen.

Aber auch ohne den Stuhltest kann eine gestörte Darmflora, die Übergewicht und Fettleibigkeit begünstigt, auf sich aufmerksam machen, z. B. durch Müdigkeit, Erschöpfung, Kopfschmerzen, Blähungen, Völlegefühl, Sodbrennen, Bauchschmerzen, häufigen Durchfall, wechselnde Konsistenz und Form des Stuhlgangs, Nahrungsmittelintoleranzen und - allergien, Heißhungerattacken auf Süßes und Brot, entzündliche Darmerkrankungen oder chronische Autoimmunerkrankungen.

Natürlich muss immer individuell abgeklärt werden, wodurch die Darmflora essentiell gestört ist. Längere Antibiotikatherapien, bestimmte Medikamente, ein hohes Stresslevel können ebenso Auslöser sein, die entsprechend berücksichtigt werden sollten. Die genannten Erscheinungen können möglicherweise auch Symptome von Erkrankungen sein.

Das Bakterium Clostridium ramosum als „Dickmacher" im Gespräch

Wissenschaftler des Deutschen Instituts für Ernährungsforschung haben unter den Firmicutes-Bakterien die Art Clostridium ramosum, die natürlich im Darm angesiedelt ist, als „Dickmacher" identifiziert. Eine Mäusestudie ergab, dass dieses Bakterium nach Aufnahme von fettreicher Nahrung die Zucker und Fettaufnahme deutlich erhöhte. Allerdings müssen noch weitere Untersuchungen folgen, um genauere Erkenntnisse zu gewinnen.

Darmbakterien regulieren das Essverhalten

Am Übergewicht ist nicht nur die fette und zuckerreiche Nahrung Schuld, es kommt auch darauf an, wie häufig und in welchem Maße diese Nahrung zugeführt wird. Ständiger Appetit, kein richtiges Sättigungsgefühl, Heißhungerattacken, unkontrolliertes Essen bis hin zur Völlerei sind die Wegbereiter für die Extraportion Kalorien.

Bestimmte Darmbakterien können hier eine natürliche Schranke einbauen und somit die übermäßige Nahrungszufuhr stoppen. Das Sättigungsgefühl gibt für uns den Ausschlag, damit wir mit der Nahrungszufuhr aufhören. Es entsteht durch ein Zusammenspiel von Gehirn und Darm. Wenn sich der Magen füllt, dehnt sich die Magenwand. Feine Rezeptoren übermitteln Dehnungssignale an das Gehirn, genauer gesagt an den Hypothalamus, wo sich das Sättigungszentrum befindet. Sobald Magen und Darm gewisse Hormone produzieren, werden Sättigungsreize an den Hypothalamus gesendet. Dieser reagiert darauf, indem er den Stoffwechsel reguliert und Substanzen ausschüttet, die uns ein Sättigungsgefühl vermitteln. Vom Beginn einer Mahlzeit bis zum Sättigungsgefühl vergehen ca. 20 Minuten.

Die Darmflora ist an diesem Sättigungsgefühl nicht ganz unbeteiligt. Französische Forscher fanden heraus, dass Darmbakterien sich nach der Zufuhr von Nährstoffen vermehren und dabei Proteine freisetzen, die in Darm und Gehirn dafür sorgen, dass ein Sättigungsgefühl eintritt. Grundlage für diese Erkenntnis ist das Darmbakterium E. Coli, das solche Proteine herstellt.

Eher zufällig entdeckten die Forscher, dass sich das Bakterium nach einer Nährstoffzufuhr innerhalb von ca. 20 Minuten rasant vermehrt und Proteine gebildet hatte. Hier vermuteten sie einen Zusammenhang mit der Zeitspanne, die von der Nahrungsaufnahme bis zum Sättigungsgefühl vergeht.

Durch einen Versuch mit Mäusen und Ratten erhielten sie ein erstaunliches Resultat. Die Wissenschaftler führten die zuvor von einer E. Coli - Kultur entnommenen Proteine Mäusen und Ratten über eine Darmspülung in den Dickdarm ein. Dann stellten sie ihnen Futter bereit. Die Tiere zeigten wenig Interesse an der Nahrung und nahmen kaum etwas zu sich, obwohl die Bäuche leer waren.

Die Proteine der Bakterien hatten gleichermaßen im Darm die Produktion eines Peptidhormons stimuliert, das als Sättigungssignal bei Säugetieren fungiert. Zusätzlich wurden appetitzügelnde Nervenbahnen aktiviert. Daraus folgte, dass „satte" Bakterien einerseits die Ausschüttung von Sättigungshormonen im Darm anregen, andererseits auch den Appetit regulieren. Bakterien, die nicht gefüttert werden, lösen ein Hungergefühl aus.

Auch der Essrhythmus kann durch Darmbakterien wahrscheinlich gesteuert werden, denn die individuelle Bakterienzusammensetzung entscheidet darüber, wann die Umschaltung von Sättigungsproteinen zu Hungerproteinen erfolgt. In Mäuseversuchen konnte der Fressrhythmus durch verschiedene Bakterienproteine gezielt verändert werden.

Dass Darmbakterien Einfluss auf die Stimmung oder Stressempfinden haben können, ist im Zusammenhang mit der Hirn-Darm-Achse schon untersucht worden. Und so ist es auch nicht verwunderlich, dass im Rahmen von

Untersuchungen bereits 2014 festgestellt wurde, dass einige Bakterien auf den Genuss von süßer und fettiger Nahrung mit der Ausscheidung des Glückshormons Dopamin reagieren.

Verstopfung (Obstipation)

Verstopfungen sind heutzutage ein weit verbreitetes Übel und werden dennoch unterschätzt. Sie werden weniger als eine Krankheit, sondern vielmehr als ein lästiges Übel betrachtet, dennoch sollte man ihnen mehr Aufmerksamkeit zuteilwerden lassen, als dies im Allgemeinen geschieht.

Wie wichtig eine regelmäßige Stuhlentleerung für die Gesundheit ist, wusste man schon vor Jahrtausenden. Nicht nur die Tatsache, dass die Menschen seinerzeit regelmäßige Einläufe zur Erhaltung der Gesundheit praktizierten, sondern auch die Existenz einer speziell hierfür vorgesehen Gottheit zeugen von der großen Bedeutung. So war beispielsweise in der ägyptischen Kultur vor über 3.000 Jahren eine Gottheit für die regelmäßige Stuhlentleerung verantwortlich.

Bei den ägyptischen Pharaonen gab es demnach auch sogenannte „Hüter des königlichen Afters". Und Hofärzte in altbekannten Königshäusern wurden auch als „Hüter des königlichen Stuhlgangs" bezeichnet. Verstopfung war also auch bei Königen sehr gefürchtet.

Unter medizinischen Gesichtspunkten betrachtet, spricht man heutzutage von einer Verstopfung, wenn weniger als dreimal pro Woche eine Darmentleerung erfolgt. Viele auf den Darm spezialisierte Therapeuten halten dies allerdings für viel zu wenig und sehen eine Verstopfung bereits dann, wenn der Stuhlgang nicht täglich erfolgt.

Für viele Menschen ist seltener Stuhlgang ein völliger Normalzustand. Sie spüren, dass da etwas im Darm ist und eigentlich hinaus möchte – aber irgendwie geht es nicht. Obwohl man mehrfach zur Toilette geht, tut sich nichts. Es klemmt und stockt und kommt nur in kleinen Portionen heraus ans Tageslicht.

Meistens wird dieser quälende Toilettengang von einigen weiteren unangenehmen Symptomen begleitet wie Völlegefühl, Bauchschmerzen, Druckgefühl im Unterbauch, allgemeinem Unwohlsein, schneller Ermüdung und Schwindel. Das, was viele Menschen nur als ein lästiges Übel empfinden, kann also weitaus mehr sein und sollte nicht so auf die leichte Schulter genommen werden, wie es häufig der Fall ist.

Verstopfung geht mit hartem Stuhl einher, der sich schwertut, den gefüllten und dennoch trägen Darm zu verlassen. Dies geht allerdings nicht folgenlos vonstatten, denn durch Verstopfung entsteht ein großer Druck auf die Darmwände, was gewisse Risiken mit sich bringt.

Zum einen ist da die große Gefahr einer Divertikelbildung, bei der es zu Ausstülpungen der Darmwand kommt und die chronische Krankheit Divertikulitis begünstigt. Diese Erkrankung ist mittlerweile derart weit verbreitet, dass sie zu den häufigsten Darmerkrankungen bei Senioren zählt, das Erkrankungsrisiko steigt mit zunehmendem Alter.

Eine andere Folge, die durch eine häufige Verstopfung auftreten kann, ist die Selbstvergiftung des Körpers. Durch den lange im Darm verbleibenden Nahrungsbrei kommt es zu Rückvergiftungsreaktionen. Lesen Sie hierzu das Kapitel „Selbstvergiftung des Körpers".

Die Ausgangslage für eine chronische Verstopfung besteht bei vielen Betroffenen aus einer ungünstigen Ernährungsweise. Hier sind es besonders die denaturierten Lebensmittel, die keine oder nur wenige Ballaststoffe enthalten und stattdessen aus Weißmehl und viel Zucker bestehen. *Das ist eine Ernährung, die auf Dauer auch jeden noch so gesunden Darm in die Knie zwingt. Hinzu kommt dann oft noch der intensive Konsum von Kaffee, Alkohol und Fleisch, gepaart mit Bewegungsmangel und den Darm einengenden Kleidungsstücken.*

Wem die Verstopfung mit der Zeit zu lästig wird, greift der Bequemlichkeit halber gern zu Abführmitteln. Hiermit kommt es innerhalb kurzer Zeit zu einer abrupten Darmentleerung, sodass einige der unangenehmen Beschwerden schnell nachlassen.
Allerdings ist dies nur eine kurzfristige Sichtweise, denn auf Dauer fügt man dem Darm und seiner gesamten Gesundheit mehr Schaden als Nutzen zu. Das langfristige Ergebnis zeigt sich dadurch, dass der Darm noch träger und schlaffer wird, und dem Körper wichtige Mineral- und Nährstoffe entzogen werden.

Durch diese Entwicklung werden schließlich auch der Darmflora schwere Schäden zugefügt. Der Ausweg aus dem Dilemma wäre stattdessen, die Ernährung auf ballaststoffreiche Nahrungsmittel umzustellen, sich regelmäßig zu bewegen und für eine tägliche Trinkmenge von 2 bis 3 Litern Wasser zu sorgen.

Häufig entsteht Verstopfung auch durch eine geschädigte Darmflora. In diesen Fällen ist es wichtig, den Darm umfangreich zu sanieren, so wie es in diesem Buch ausführlich beschrieben wird. Neben der Einnahme von pro- und präbiotischen Nahrungsergänzungsmitteln können regelmäßige Einläufe und die Colon-Hydro-Therapie eine große Unterstützung sein.

Besonders aber sollte eine ballaststoffreiche Ernährung erfolgen, denn durch sie wird ein wohl geformter, aber dennoch weicher Stuhl erreicht, der problemlos und regelmäßig den Darm verlassen kann. Lesen Sie hierzu auch das Kapitel „Mit Ballaststoffen die Darmgesundheit fördern“.

Inwieweit die in diesem Buch vorgestellten Maßnahmen bei einer Verstopfung zum Tragen kommen können, ist von den zugrundeliegenden Ursachen der Darmträgheit abhängig. Wenn beispielsweise die Verstopfung aufgrund von Verwachsungen oder Verengungen des Darms auftritt, sind andere Maßnahmen erforderlich.

Diagnosemöglichkeiten – ist eine Darmsanierung erforderlich?

Wenn Darmprobleme wie Blähungen, Durchfälle oder Bauchschmerzen schon seit längerer Zeit bestehen, ist die Durchführung eines Stuhltests sinnvoll, denn dieser kann wichtige Erkenntnisse über die mikrobiellen Verhältnisse des Dickdarms bringen.

Im Gegensatz zu den in der Schulmedizin üblichen Diagnosemethoden wie Magen- und Darmspiegelungen kann diese einfache Stuhlprobe ganz wesentliche Bestandteile des Darmmilieus aufschlüsseln und die Zusammensetzung der Darmflora und den Zustand der Darmschleimhaut feststellen. Die hieraus resultierenden Erkenntnisse liefern darüber hinaus auch wichtige Entscheidungshilfen, inwieweit eine Darmsanierung erforderlich ist.

Denn hierdurch wird ersichtlich, ob eine Dysbakterie oder eine Candida-Infektion vorliegt, ob die Darmschleimhaut bereits durchlässig ist oder ob eine Verdauungsschwäche besteht, die anhand von Verdauungsrückständen von Eiweiß, Fetten, Ballaststoffen und Zucker festgestellt werden kann.

Auch die Existenz von anderen pathogenen Keimen und Parasiten kann anhand dieser Untersuchung überprüft werden. Eine besondere Aufmerksamkeit sollte dabei auch dem sekretorischen Immunglobulin A beigemessen werden, da dieses wichtige Aussagen über die lokale Abwehr im Darm liefert. Bezüglich des darmassoziierten Immunsystems gibt die Feststellung des Alpha-1-Antitrypsin notwendige Hinweise und zeigt mögliche Schädigungen auf.

Je nach Labor gibt es darüber hinaus noch einige zusätzliche Parameter, die weitere Aufschlüsse über die Darmgesundheit geben.

Inwieweit die jeweiligen Parameter untersucht werden, sollte von dem zugrundeliegenden Krankheitsbild und den Symptomen abhängig gemacht werden. Wenn sich beispielsweise eine Candida-Belastung herausstellt, dann kann es in einigen Fällen wichtig sein, die genaue Pilzgattung zu ermitteln, denn nicht immer ist es der Candida albicans, der zu Problemen führt.

So gibt es einige andere Candida-Arten wie z. B. den Candida krusei und Candida glabrata, die zu den gleichen Symptomen führen wie der Candida albicans, aber mit anderen Antimykotika behandelt werden müssen.

Um das jeweils wirksame antimykotische Medikament herauszufinden, kann ein Antimykogramm erstellt werden, um mögliche resistente Präparate auszuschließen. Hiermit erspart man sich frustrierendes Ausprobieren und das Vergeuden von Zeit und Geld, zumal die Kostenübernahme meistens nicht durch die gesetzlichen Krankenkassen erfolgt.

Damit die Diagnostik möglichst aufschlussreich erfolgen kann, sollten insbesondere bei einem Verdacht auf eine Candida-Belastung einige Dinge beachtet werden. Auch wenn Candida vorliegt, so ist nicht sichergestellt, dass in den abgelieferten Stuhlproben tatsächlich auch die entsprechenden Candidanester enthalten sind. Dies liegt häufig daran, dass die in der Stuhlprobe enthaltenen Darmbakterien während des Transportweges zum Labor absterben können.

Dies ist besonders der Fall, wenn warme Außentemperaturen herrschen. Wenn die Pilze sehr fest an der Darmwand anheften oder tief in der Darmschleimhaut vergraben sind, kommen sie nicht automatisch bei jedem Stuhlgang zum Vorschein.

Dies hat zur Folge, dass sich bei Patienten negative Stuhlproben ergeben, obwohl die betreffende Person eine Candida-Belastung hat. Wird dies bei der Diagnose nicht berücksichtigt, dann ist die Verunsicherung sehr groß und die notwendigen Behandlungen bleiben möglicherweise aus.

Um hier mehr Zuverlässigkeit zu erreichen, gibt es einige weitere Untersuchungsmöglichkeiten, die zusätzlich zu der Basis-Stuhluntersuchung durchgeführt werden können. Eine Methode besteht in der Durchführung eines Urintests, der genauso wie die Stuhlprobe bequem Zuhause erfolgen kann. Bei der Urinuntersuchung wird D-Arabinitol bestimmt, um eine Hefepilzbelastung im Darm festzustellen.

Wenn man den Stuhltest etwas zuverlässiger gestalten möchte, kann man an drei hintereinander folgenden Tagen 1 bis 2 Esslöffel Apfelessig in Wasser verdünnt trinken.

Am vierten Tag entnimmt man mehrere Proben von dem Morgenstuhl und sendet diese an das Labor. Durch Apfelessig werden die fest sitzenden Candidasporen dazu veranlasst, sich von der Darmschleimhaut zu lösen, sodass hierdurch eine höhere Wahrscheinlichkeit besteht, dass in der Stuhlprobe Candida nachweisbar wird.

Wenn sich hierdurch trotz des Verdachts auf eine Candida-Belastung immer noch keine Pilze nachweisen lassen, besteht die Möglichkeit, eine Blutanalyse vorzunehmen, bei dem der Immunkomplex des Candidas festgestellt wird. Dieses Verfahren wird bislang in nur sehr wenigen Laboren angeboten.

Eine weitere Diagnostikmöglichkeit bietet ein sogenannter LTT-Test (Lymphozytentransformationstest), anhand dessen die Aktivierung des Immunsystems bezogen auf den Candida festgestellt werden kann.

Auch wenn die Schulmedizin all diese hier erwähnten Testverfahren nicht anerkennt, ändert dies nichts an der Tatsache, dass sie in der Naturheilkunde und der Umweltmedizin erfolgreich eingesetzt werden. Viele betroffene Patienten erhalten erst durch derartige Tests wesentliche Erkenntnisse, die ihnen entscheidende Fortschritte bei ihrem Gesundungsprozess ermöglichen.

Darmsanierung – wie wird sie erfolgreich?

Wenn anhand einer speziellen Stuhlprobe festgestellt wurde, dass die Darmflora in Schieflage geraten ist, weil eine Dysbakterie vorliegt, der Candida-Hefepilz anwesend ist oder sich sonstige unliebsame Eindringlinge im Darm eingenistet haben, dann wird für den Gesundungsprozess in der Regel kein Weg daran vorbeiführen, den Darm mit einer umfassenden Sanierung wieder aufzuforsten. Ziel einer jeden Darmsanierung, unabhängig davon, aus welchen Elementen sie besteht, ist immer, die gestörte Darmflora wieder in ihr Gleichgewicht zurückzuführen.

Zudem ist es unverzichtbar, den Auslöser für die desolate Darmgesundheit zu beseitigen. Wenn beispielsweise eine ungesunde Ernährungsweise mit viel Zucker, Alkohol oder Fast Food an der Tagesordnung ist, wenn eine chronische Schwermetallbelastung vorliegt, extremer Stress oder Nahrungsmittelintoleranzen verantwortlich sind, dann kann eine Darmsanierung nur zum Erfolg führen, wenn der jeweilige Störfaktor ausgeschaltet wird.

Besonderes Augenmerk sollte insbesondere auf mögliche unverträgliche Nahrungsmittel gerichtet werden. Dies ist ein Aspekt, der allzu oft vernachlässigt wird und infolgedessen viele Darmsanierungen erfolglos verlaufen.

Wenn nämlich trotz einer Nahrungsmittelintoleranz weiterhin die unverträglichen Lebensmittel verzehrt werden, dann wird hierdurch die Darmflora stark in Mitleidenschaft gezogen, was zu einer weiteren Verschlechterung des

Darmmilieus führt. Wer beispielsweise trotz seiner Fruktoseintoleranz regelmäßig fruktosehaltige Lebensmittel isst, wird die Folgen nicht nur durch Blähungen mit Fuselalkoholen und Fäulnisbakterien zu spüren bekommen, sondern auch durch eine weitere Verschlechterung der Darmflora, indem die durch die Blähungen entstehenden schädlichen Bakterien die nützlichen Keime verdrängen und deren Ansiedeln erschweren.

Überhaupt ist es grundsätzlich wichtig, dass die Darmsanierung auf mehreren Bausteinen basiert. Nur durch die wahllose Einnahme von probiotischen Präparaten wird in vielen Fällen eine erkrankte Darmflora nämlich nicht wieder gesund. Teilweise liegt dies daran, dass die Zusammensetzung der über 1.000 unterschiedlichen Bakterienstämme im Darm äußerst individuell ist. Da kann es nämlich mitunter eine große Herausforderung sein, die fehlenden und schädlichen Bakterien zu identifizieren und hierauf aufbauend eine gezielte Ergänzung durchzuführen.

Damit sich diese zugeführten Darmbakterien besser im Darm ansiedeln können, sollten verschiedene Voraussetzungen geschaffen werden. Insbesondere ist hierfür die Schaffung eines bestimmten Milieus unabdingbar. *Wenn das Darmmilieu zu alkalisch ist, können sich die nützlichen Darmbakterien nicht ansiedeln, sodass die wahllose Einnahme von Probiotika nicht den gewünschten Erfolg erbringen kann.*

Hier ist es zunächst wichtig, durch die Einnahme von rechtsdrehender Milchsäure das Darmmilieu anzusäuern und dadurch ein lebenswertes Umfeld für die nützlichen Darmbakterien zu schaffen.

Hierdurch wird die Ansiedelung wesentlich erleichtert und die Lebensgrundlage für pathogene Keime wie z. B. die Candida-Hefepilze zunichte gemacht. Neben dem anzustrebenden pH-Wert von ungefähr 6,5 ist auch das Vorhandensein von ausreichenden Mineralstoffen auf Citratbasis für die Ansiedelung von entscheidender Bedeutung.

Lesen Sie hierzu auch das Kapitel „PH-Wert – eine wichtige Basis für die Darmgesundheit“.

Erst durch diese flankierenden Maßnahmen wird es möglich, dass sich die nützlichen Bakterien langfristig im Darm ansiedeln können. Denn wenn nicht für ein passendes Milieu für die gesunden Darmbakterien gesorgt wird, dann kommt es nur zu einer sehr kurzfristigen oder gar keine Ansiedlung der Darmbakterien, sodass die eingenommenen Probiotika wirkungslos verpuffen. Man kann diesen Effekt sehr gut anhand von Stuhlproben nachvollziehen. Wenn eine Probe nämlich trotz einer wochenlande Einnahme von hochdosierten Probiotika noch immer eine Dysbiose aufweist, dann liegt dies mit sehr großer Wahrscheinlichkeit an Faktoren, die nach wie vor für ein unwirtliches Milieu für die gesunden Darmbakterien sorgen.

Bei der Auswahl der Probiotika sollte darauf geachtet werden, dass diese über ein sehr breit gefächertes Angebot an verschiedenen nützlichen Darmbakterien verfügen und somit möglichst viele verschiedene Keime angesiedelt werden. Dies ist erforderlich, weil jeder Bakterienstamm ganz eigene Aufgaben im Darm übernimmt und die Bakterien in ihrer komplexen Gemeinschaft eine gut aufeinander abgestimmte Symbiose bilden. Diese Symbiose ist die Voraussetzung für eine vollständige Gesundheit.

Anzustreben ist bei der Darmsanierung ein ausgewogenes Verhältnis zwischen den nützlichen Bakterien der Säuerungsflora und der Fäulnisflora. Um dies zu erreichen, sollten die Präparate aus zahlreichen verschiedenen Stämmen der Bifidobakterien und Lactobacillen bestehen. Viele der angebotenen Probiotika verfügen jedoch nur über sehr wenige unterschiedliche Bakterienstämme, sodass man sich beim Kauf entsprechender Produkte die Zusammensetzung genau ansehen sollte.

Viele der heutzutage erhältlichen Präparate verfügen nicht nur über die jeweiligen Bakterien, sondern auch über Substanzen, die als Nahrungsgrundlage für die nützlichen Darmbakterien dienen.

In der Regel sind dies die präbiotischen Wirkstoffe Inulin und Oligofruktose, die in diesen Präparaten zusätzlich enthalten sind. Hierdurch kommt es zu einem schnelleren und effektiveren Aufbau der Darmflora, weil hiermit die Aktivität der Darmbakterien deutlich gesteigert werden kann.

Um die Ansiedelung der Bakterien zu unterstützen, sollte außerdem die Ernährung auf ballaststoffreiche Lebensmittel umgestellt werden. Ballaststoffe sind wichtig, damit der Stuhlgang regelmäßig erfolgt und die Darmzotten gereinigt werden. Zudem liefern sie, ähnlich wie Präbiotika, den gesunden Darmbakterien eine ideale Ernährungsgrundlage.

Ein Aspekt, der bei einer Darmsanierung leider auch sehr häufig vernachlässigt wird, ist eine durchlässige Darmschleimhaut (Leaky Gut Syndrom). Wenn durch eine Stuhlprobe festgestellt wird, dass die Darmschleimhaut löchrig geworden ist, dann gehört die Behandlung dieses Krankheitsbildes unbedingt zu einer umfassenden Darmsanierung.
Denn wird die Darmschleimhaut nicht wieder geschlossen, wird die Ansiedelung der gesunden Darmbakterien nicht nur deutlich erschwert, sondern zahlreiche gesundheitliche Probleme wie Nahrungsmittelintoleranzen können kaum gelindert werden, weil weiterhin Nahrungsbestandteile in den Blutkreislauf gelangen, die dort nicht hingehören und eine ständige Herausforderung für das Abwehrsystem bedeuten.

Erst wenn all die hier beschriebenen Aspekte in die Darmsanierung einfließen, besteht bei einer schwer geschädigten Darmflora die berechtigte Chance, dass sich die nützlichen Darmbakterien erfolgreich im Darm ansiedeln können. Und erst dann können auch die unliebsamen Mitbewohner wie Candida-Hefepilze, Fäulnisbakterien und andere unerwünschte Mikroorganismen erfolgreich verdrängt werden. Gerade dies ist ein wesentlicher Beitrag auf dem Weg zur Gesundung, indem insbesondere die Immunabwehr maßgeblich unterstützt wird.

Erst wenn die Darmflora wieder ihr gesundes Gleichgewicht erreicht hat und über ein ausgewogenes Bakterienmilieu verfügt, zeigen sich bei vielen Patienten gesundheitliche Verbesserungen wie mehr Vitalität, Beseitigung von Müdigkeit, Verbesserung der Infektanfälligkeit oder Allergien, um nur einige zu nennen.

Obwohl sich eine geschädigte Darmflora durch zahlreiche Krankheitsbilder und Symptome bemerkbar macht, sind es insbesondere Verdauungsbeschwerden wie Reizdarm, Blähungen und Verstopfungen, die sich durch eine Sanierung des Darms deutlich verbessern.

Eine Darmsanierung ist bei vielen Patienten ein längerfristiger Prozess. Je schwerwiegender die Schäden der Darmflora sind, desto länger wird die Behandlung in der Regel dauern. In einigen Fällen ist sogar eine lebenslange Einnahme von probiotischen Präparaten sinnvoll.

Diabetes-Risiko durch Darmsanierung minimieren

Eine ausgeglichene Darmflora, in der die nützlichen Bakterien überwiegen und die nicht von einer Überzahl an Firmicutes-Bakterien besiedelt ist, bildet eine wichtige Grundlage, um das Diabetes-Risiko zu senken.

In Studien mit Diabetes-Typ-2 Patienten zeigten Präparate mit den Milchsäurebakterien Bifidobacterium und Lactobacillus sehr gute Erfolge im Hinblick auf die Insulinausschüttung und die Insulinempfindlichkeit der Zellen. Daneben unterstützen Präbiotika den Wiederaufbau guter Bakterien.

Eine Gewichtsreduktion hat direkte Auswirkungen auf das Verhältnis Bacteroidetes zu Firmicutes, der Anteil der Bacteroidetes steigt, die „Dickmacher"-Bakterien Firmicutes werden zurückgedrängt. Mit einer Darmsanierung einhergehen sollte generell eine Änderung der Essensweise. Fastfood, Junkfood, stark verarbeitete Lebensmittel, fett- und zuckerreiche Ernährung ist einzutauschen gegen gesunde, ausgewogene und vor allen Dingen ballaststoffreiche Ernährung, denn diese stärkt die guten Bakterien ebenfalls. Ausreichende Bewegung und Stressreduktion sind weitere Punkte, die dem Darm und somit den nützlichen Darmbakterien guttun.

Eine Studie beschäftigte sich mit der Frage, ob die Darmflora vorbeugend gestärkt werden kann, um Diabetes Typ 1 zu verhindern. Dazu wurden 8.000 Säuglinge mit einem genetischen Risiko für Diabetes Typ 1 ausgewählt. Die eine Hälfte der Kinder wurde in den ersten 30 Tagen mit Probiotika versorgt und kontinuierlich über mehrere Jahre hinweg beobachtet, ob sich im Blut der Kinder die Vorboten für Diabetes Typ 1 fanden, die sogenannten Inselzell-Antikörper.

Das Ergebnis war verblüffend, denn die mit Probiotika versorgten Kinder wiesen in der Tat die Antikörper seltener auf. Dieses Vorgehen ist aber noch nicht ausreichend erforscht und wird daher in der Praxis nicht angewendet.

In der Bekämpfung einer antibiotikaresistenten Chlostridium-difficile-Infektion wird die Stuhltransplantation heute als individuelle Heilmethode zur Darmsanierung mit beachtlichem Erfolg durchgeführt. Einen solchen Versuch unternahmen auch niederländische Wissenschaftler bei Personen mit Metabolischem Syndrom. Die Insulinempfindlichkeit der Zellen konnte tatsächlich verbessert werden.

Dieses Medikament gegen Diabetes kann die Darmflora positiv beeinflussen

Das Arzneimittel Metformin kommt zur Behandlung von Diabetes Typ 2 zum Einsatz. Es hemmt die Neubildung von Glukose in der Leber, reduziert das Hungergefühl und senkt den Blutzuckerspiegel. Für übergewichtige Diabetespatienten bietet es den weiteren Vorteil, dass es nicht zu einer Gewichtszunahme führt, sondern bei vielen Patienten sogar für eine Gewichtsreduzierung sorgt.

Das Medikament kann auch die Darmflora beeinflussen, wie sich in Untersuchungen herausgestellt hat. Verschiebungen zugunsten der schlechten Bakterien lassen sich teilweise wieder rückgängig machen. Eine Gruppe von Forschern aus Schweden, Dänemark und China nahm Stuhlproben von 784 Personen, um die Darmbakterien auf ihre Zusammensetzung hin zu analysieren. Darunter waren Typ-2-Diabetiker mit und ohne antidiabetische Medikation sowie Nichtdiabetiker. Der Stuhl von Diabetikern ohne antidiabetische Medikamente zeigte sich mit einer weniger vielfältigen Darmflora, wobei ein Rückgang der Bakterien, die kurzkettige Fettsäuren produzieren, zu beobachten war.

In weiteren Untersuchungen stellte sich heraus, dass Metformin das Wachstum von Bakterien, die kurzkettige Fettsäuren produzieren, verstärkt, was zur Regulierung des Blutzuckerspiegels beiträgt. Somit lässt sich ein Teil der blutzuckersenkenden Wirkung auch auf die bakterienregulierenden Eigenschaften von Metformin zurückführen.

Das Medikament führt aber auch zu einer Vermehrung von E. coli-Bakterien, die Blähungen oder Durchfall verursachen können. Diese Nebenwirkungen sind bekannt.

Ein langfristiges Ziel ist die Erhaltung der günstigen Wirkung und die Beseitigung der unangenehmen Verdauungsbeschwerden. Im Gespräch sind Probiotika, welche ausgewählte Bakterien enthalten, welche die E. Coli-Bakterien verdrängen können, ohne die Fettsäure produzierenden Bakterien einzuschränken.

Maßnahmen zur Darmsanierung bei Übergewicht

Untersuchungen an Mäusen haben gezeigt, dass mithilfe von Probiotika, Präbiotika und einer genügenden Ballaststoffzufuhr der Zustand der Darmflora erheblich gebessert werden konnte und die Fettreserven sich zurückgebildet haben. Auch beim Menschen wurden entsprechende Untersuchungen durchgeführt. Ernährungsumstellung auf Vollwertkost und die Einnahme ausgewählter Probiotika führten hier bei übergewichtigen Personen zu einem sehr guten Erfolg im Hinblick auf die Neuordnung der Darmflora und auch die erhöhten metabolischen Werte konnten gesenkt werden. Bei der Gewichtsreduktion brachten es die Probanden auf ca. 6 kg im Durchschnitt.

Eine abgestimmte Darmsanierung, auch entsprechend der grundlegenden Ursachen und nach Analyse der individuellen Darmflora-Zusammensetzung, ist ein erster Schritt, um Übergewicht und Fettleibigkeit entgegenzuwirken. Die Darmsanierung erfolgt meist in mehreren Schritten wie Darmreinigung, Darmentgiftung oder Heilfasten und Wiederaufbau einer gesunden Darmflora durch Probiotika und Präbiotika.

Als sinnvolle Ergänzungen im Rahmen der Darmheilung können Zink-Präparate, Omega-3-Fettsäuren, Vitamine, L-Glutamin, Quercetin eingesetzt werden. Mitunter sind auch pflanzliche Verdauungsenzyme in Kapselform eine Option.

Wie bekannt ist, steigert eine Gewichtsreduktion die Anzahl der Bacteroideten. Die Darmentgiftung oder das Heilfasten bieten einen guten Einstieg dazu. Um eine Ernährungsumstellung kommen Übergewichtige nicht herum, wenn sie langfristige Erfolge erzielen möchten. Fett und Zucker, die Ernährer der Firmicutes, sollten auf ein Minimum reduziert werden. Ebenso angeraten ist ein Verzicht auf raffinierte Kohlenhydrate. Eine ballaststoffreiche Ernährung ist wichtig, um die nützlichen Bakterien optimal zu füttern und die Verdauung anzukurbeln.

Nach der Darmsanierung, wenn ein ausgeglichenes Bacteroidetes- und Firmicutes-Verhältnis wiederhergestellt ist, sollte keinesfalls auf Ballaststoffe verzichtet werden, auch muss keine Einschränkung erfolgen. Ballaststoffe fördern und nähren die nützlichen Bakterien und sind nur dann „gefährlich" für die Gewichtszunahme, wenn die Firmicutes in der starken Überzahl sind. Das dürfte aber nach den geschilderten Maßnahmen nicht mehr der Fall sein.

Ideal, um die Darmflora nachhaltig zu stärken, sind präbiotische Lebensmittel, z. B. Schwarzwurzeln, Chicorée, Artischocken, Pastinaken, und probiotische/fermentierte Lebensmittel wie Sauerkraut, Kefir, Joghurt. Frische, unverarbeitete Lebensmittel sind gegenüber den industriell verarbeiteten Nahrungsmitteln eindeutig zu bevorzugen. Frisches Gemüse und Obst darf den Speiseplan dominieren. Feste Zeiten für die Mahlzeiten, langsam essen und ausgiebig kauen, fördern die Verdauung und erleichtern auch den Bakterien ihre Arbeit. Omega-3-Fettsäuren, haben einen entzündungshemmenden Effekt auf die Darmschleimhaut und sollten ausreichend, aber nicht übermäßig zugeführt werden. Enthalten sind diese wertvollen Fettsäuren in Olivenöl, Kokosöl und Avocadoöl.

Die beste Kur hilft nichts, wenn die Bewegung fehlt und der Organismus ständig unter Stress steht. Begleitend und vorbeugend sollten sportliche Aktivitäten, Meditation, Entspannungsübungen, Autogenes Training je nach Vorliebe in den Alltag integriert werden.

Maßnahmen zur Cholesterinsenkung

Mit probiotischen Nahrungsergänzungsmitteln, als Kapseln, Tabletten oder in Pulverform, die ausgewählte Bakterienkulturen enthalten, können die erhöhten Cholesterinwerte, wie zahlreiche Untersuchungen und Studien zeigen, gesenkt werden. Im Folgenden werden die bedeutenden Kulturen und ihre Wirkung vorgestellt.

Bifidobacterium und Lactobacillus

Zu viel Cholesterin muss seinen Weg aus dem Körper finden, da es sich ansonsten in den Gefäßen ablagert und Herz-Kreislauf-Erkrankungen begünstigt. Die Gallensäuren, die aus Cholesterin produziert werden, lösen Fette auf, damit diese verdaut und aufgenommen werden können. Dabei werden wiederum Gallensäuren zurückgewonnen. Im Labor gezüchtete Bakterienstämme der Gattung Bifidobacterium und Lactobacillus (die auch im menschlichen Darm vorkommen) können Teile der Gallensäure abspalten und setzen dabei schwer lösliche Stoffe frei, die so gut wie gar nicht aufgenommen werden, wie

Untersuchungen gezeigt haben. Diese Spaltung verhindert, dass Cholesterin wieder ins Blut aufgenommen wird. Die abgespalteten Gallensäuren müssen ersetzt werden. Dazu wird Cholesterin aus Blut und Leber angefordert. Somit wird der Einlagerung von überschüssigen Blutfetten vorgebeugt.

Ein weiterer möglicher Wirkmechanismus der Milchsäurebakterien, insbesondere der Lactobacillen, wird in der Hemmung des Enzyms HMG-CoA-Reduktase vermutet. Dadurch wird die körpereigene Produktion von Cholesterin eingeschränkt, was den Cholesterinspiegel im Blut senkt. Auch können diese probiotischen Kulturen Nahrungscholesterin an sich binden und verstoffwechseln.

Die cholesterinsenkende Wirkung von Lactobacillus-Bakterien konnte bereits am Menschen in einer kontrollierten Studie nachgewiesen werden. 30 Erwachsene mit erhöhten Cholesterinwerten erhielten über einen Zeitraum von 3 Monaten die Menge von 1.200.000.000 lebenden Lactobacillus-Zellen. Der Cholesterinwert konnte um 14 % gesenkt werden. Je höher die Werte lagen, umso größer war der Wirkungseffekt.

Besonders effizient auf mehreren Ebenen der Cholesterinsenkung zeigte sich in einer Vergleichsstudie der Bakterienstamm Lactobacillus reuteri NCIMB 30242. Von 127 Erwachsenen mit erhöhtem Cholesterinspiegel bekamen etwa die Hälfte der Teilnehmer L. reuteri NCIMB 30242 zweimal täglich, die anderen Probanden wurden mit einem Placebo versorgt. Die LDL-Werte der Teilnehmer, die das Probiotikum erhalten hatten, lagen um knapp 12 % niedriger als die der Vergleichsgruppe mit Placebo.

Weiterhin konnte bei der Gruppe mit Probiotika eine Abnahme der an Fettsäuren gekoppelten Cholesterinnester um 6 % sowie der gesättigten Cholesterinnester-Fettsäuren um ca. 9 % festgestellt werden. Der Gesamtcholesterinspiegel lag demnach um 9 % niedriger. Das nützliche HDL blieb unverändert ebenso wie die Triglycderide, die ebenfalls Blutfette abbilden. Triglyceride werden hauptsächlich über die Nahrung aufgenommen, können aber auch vom Körper produziert werden. Sie erfüllen im Organismus gleichermaßen wichtige Aufgaben und werden zum Transport in Lipoproteinen gebunden.
Ein zu hoher Triglyceridwert kann ebenfalls zu Arterienverkalkung mit allen Folgeerkrankungen führen.

In Laborversuchen konnte dargelegt werden, dass Stämme von Lactobacillus plantarum, Lactobacillus acidophilus und Lactobacillus rhamnosus Cholesterin in vitro (im Glas, außerhalb des lebenden Organismus) um 30 % senken können, wenn sie in einer hohen Dosis zugeführt werden.

Erste Versuche belegen zudem, dass die Bakterien Lactobacillus rhamnosus GG und Bifidobacterium BB12 schädliche Darmbakterien davon abhalten können, im Enddarm aus Gallensalzen krebserregende Stoffe zu bilden.

Probiotika mit folgenden Bakterienstämmen der Gattungen Bifidobacterium und Lactobacillus werden für die Senkung von erhöhten Cholesterin-Werten empfohlen:

- Bifidobacterium bifidum
- Bifidobacterium brevis
- Bifidobacterium longum SPM1207
- Bifidobacterium lactis Bb12
- Lactobacillus acidophilus Stämme RP32, La5 oder ATCC 4312
- Lactobacillus buchneri Stamm ATCC 4005
- Lactobacillus casei
- Lactobacillus paracasei LPC37
- Lactobacillus plantarum Stämme CECT 7527, CECT 7528, CECT 7529, PH04
- Lactobacillus rhamnosus
- Lactobacillus reuteri

Heilhefe S. boulardii

Die medizinische Heilhefe S. boulardii hat sich als Probiotikum bereits bei der Behandlung und Vorbeugung von Durchfällen, zur Stärkung des Immunsystems und der Darmflora bewährt. Eine Studie hat auch den Einfluss auf den Fettstoffwechsel bei Personen mit erhöhten Cholesterinwerten untersucht.
Die Probanden erhielten 8 Wochen lang ein Probiotikum mit S. boulardii. Anschließend wurden die Fett- und Cholesterinwerte ermittelt. Das Cholesterin konnte durch die Heilhefe erheblich gesenkt werden.

In den Versuchen mit Menschen bezüglich der Wirksamkeit von Probiotika, die cholesterinsenkende Wirkmechanismen zeigen, wurden keine relevanten Nebenwirkungen beobachtet. Die Verträglichkeit wird mit sehr gut angegeben. Allerdings sind noch weitaus mehr Forschungen notwendig, um besondere Risiken durch die Bakterien auszuschließen.

Die Milchsäurebakterien Bifidobacterium und Lactobacillus kommen auch in probiotischen Nahrungsmitteln wie Joghurt oder Sauerkraut vor, wobei Sauerkraut einen sehr hohen Anteil an Milchsäurebakterien aufweist. Im Rahmen einer gesunden darmflorastärkenden Ernährung sind probiotische Nahrungsmittel eine perfekte Ergänzung zu den Präparaten in Kapsel-, Tabletten- oder Pulverform.

Die richtige Anwendung von cholesterinsenkenden Probiotika

Bei bereits bestehenden Vorerkrankungen sollte mit dem Arzt abgeklärt werden, ob eine cholesterinsenkende Probiotika-Anwendung sinnvoll ist.

Nur wenn die Bakterienstämme in den Probiotika in ausreichender Anzahl vorhanden sind, können sie im Darm etwas bewirken. Die tägliche Dosis liegt zwischen 2 und 10 Milliarden Bakterien, wobei die Probiotika über einen längeren Zeitraum eingenommen werden müssen, damit sich die Bakterien ansiedeln können. Wird Probiotika nur kurzzeitig oder gar nur einmal eingenommen, zeigt dies keine relevante Wirkung.

Verwendet werden sollten grundsätzlich nur frische Nahrungsergänzungsmittel bzw. mit Probiotika angereicherte Lebensmittel. Hier ist auch auf die richtige Lagerung der Produkte zu achten. Die Kombination von verschiedenen Bakterienarten/Bakterienstämmen erhöht das Wirkungsspektrum auf die Darmflora.

Ergänzende Maßnahmen zur Cholesterinsenkung

Bei hohen Cholesterinwerten ist eine Ernährungsumstellung in vielen Fällen angeraten, um einen nachhaltigen dauerhaften Erfolg zu erzielen, da gerade die falsche Ernährung nicht selten zu den erhöhten Werten führt. Eine Gewichtsreduktion zeigt auf die Darmflora beachtliche positive Effekte, die cholesterinsenkende Probiotika noch verstärken. Das schlechte Cholesterin kann durch eine Gewichtsabnahme von 10 kg um 8 mg/dl verringert werden.

Eine ballaststoffreiche, fett- und zuckerarme Ernährung steht für den gesunden Darm im Vordergrund. Präbiotika enthalten Ballaststoffe wie Inulin, Pektin, Lactulose, die der gesunde Darm unverdaut wieder ausscheidet, die jedoch gleichzeitig gefragtes Futter für die nützlichen Bakterien sind. Gemüse und Obst liefern Fruktose-Zuckerverbindungen (Oligosaccharide), die das Wachstum von Bifidobakterien und Lactobacillen fördern.

Ballaststoffe in pflanzlichen Lebensmitteln haben einen unmittelbaren Einfluss auf die Cholesterinsenkung. Sie binden freie Gallensäure im Darm, die über den Stuhl ausgeschieden wird. Für die Neubildung von Gallensäure in der Leber wird wieder Cholesterin benötigt, was den LDL-Wert senkt.

„An Apple a day keeps the doctor away", sagt ein englisches Sprichwort. Der gesunde Apfel enthält reichlich Pektin, das im Darm schädliches Cholesterin bindet. In einer Studie konnte die Cholesterinsenkung auch tatsächlich nachgewiesen werden. Nach einem halben Jahr täglicher Zufuhr von Apfelpektinen lag der LDL-Wert der Testpersonen um etwa 25 % niedriger als zu Beginn, der HDL-Wert hatte sich um bis zu 4 % erhöht.

Darmsanierung zur Besserung autistischer Symptome

In einem groß angelegten Studienprojekt der Peking-University in China wurden über 150 Untersuchungen analysiert, um herauszufinden, ob eine Darmsanierung autistische Symptome verbessern könnte. Die Ergebnisse, die der Leiter des Projekts, Dr. Quinrui Li, 2017 im Fachmagazin Frontiers in Cellular Neuroscience bekannt gab, legen die Vermutung nahe, dass ein solches Vorgehen erfolgreich sein kann.

Im Ergebnis zeigte sich, dass verschiedene Maßnahmen zur Darmflorasanierung bedeutende Effekte auf die autistischen Symptome hatten.

Zum Einsatz kamen in den verschiedenen Untersuchungen Probiotika und Präbiotika, Vitalstoffe und Antioxidantien (Vitamin D, Folsäure und Sulforaphan), es wurden Stuhltransplantationen durchgeführt oder es erfolgte eine Ernährungsumstellung, z. B. auf glutenfreie/kaseinfreie Ernährung. In Folge konnten u. a. eine erhöhte Sozialkompetenz, eine verbesserte Kommunikationsfähigkeit und die Verminderung von stereotypen Verhaltensweisen beobachtet werden.

Eine der bisher erfolgversprechendsten neueren Untersuchungen zeigt sich mit der Phase-1-Studie des Biodesign Institute der Arizona State University. Mithilfe einer Stuhltransplantation wurde die Darmflora von 18 autistischen Teilnehmern zwischen 7 und 16 Jahren saniert, was eine Besserung der autistischen Symptome zur Folge hatte.

Die Kinder erhielten zwei Wochen lang Antibiotika, anschließend wurde eine Darmreinigung durchgeführt. Danach folgte eine tägliche Stuhltransplantation mit gesunder Spender-Darmflora über einen Zeitraum von bis zu acht Wochen. In dieser Studie wurde der aufbereitete Spenderstuhl oral oder rektal verabreicht. Die Bakterienvielfalt im Darm der autistischen Kinder nahm deutlich zu, es zeigte sich ein größerer Anteil der Bakterienstämme Bifidobacterium, Prevotella und Desulfovibrio. Aus früheren Studien ist bekannt, dass gerade Prevotella-Bakterien bei autistischen Kindern nur in geringer Zahl vorhanden sind.

Die neu angesiedelten Bakterien konnten noch bis zu acht Wochen nach Therapieende im Darm der Kinder nachgewiesen werden. Alle Probanden litten zuvor unter Magen-Darm-Problemen, die sich bei fast 80 % der Kinder besserten. Im Hinblick auf die soziale Interaktion, die bei Autisten gestört ist, konnte eine Verbesserung von bis zu 25 % erreicht werden.

Dünndarmfehlbesiedelung – der Supergau im Darm

Bevor man sich für eine Darmsanierung und die Einnahme von Darmbakterien entscheidet, ist es in einigen Fällen wichtig, eine mögliche Dünndarmfehlbesiedelung zu überprüfen. Im englischsprachigen Raum wird dieses Phänomen „overgrowth syndrom“ genannt und ist dort bekannter als bei uns.

Zum Leidwesen der betroffenen Patienten führt dies häufig dazu, dass eine mögliche Dünndarmfehlbesiedelung in der Diagnostik unberücksichtigt bleibt. Dies erhöht das Risiko, dass die Einnahme von nicht angebrachten Prä- oder Probiotika erfolgt, was eine Verschlechterung der gesundheitlichen Situation mit sich bringt.

Lassen Sie uns zum besseren Verständnis der Dünndarmfehlbesiedelung einen etwas genaueren Blick auf den Darm werfen:

Der Dünndarm folgt direkt dem Magen und bildet mit seiner Länge von bis zu 6 Metern den längsten Teil des Verdauungstraktes. Damit gilt der Dünndarm als das Hauptverdauungsorgan, denn hier werden die Nahrungsbestandteile in ihre kleinsten Einzelstücke aufgespalten, sodass nur noch kleine Moleküle übrigbleiben. Diese werden vom Blutkreislauf aufgenommen und sind die Ernährungsgrundlage für jede einzelne Körperzelle.

Neben dieser Nährstoffweiterleitung ist es aber auch Aufgabe des Dünndarms, die nicht benötigten Substanzen des Nahrungsbreis auszuscheiden und unerwünschte Eindringlinge wie Bakterien, Pilze und andere Mikroorganismen daran zu hindern, in die Blutbahn zu gelangen.

Die im Dünndarm angesiedelten Bakterien unterscheiden sich wesentlich von den Bakterien, die im Dickdarm vorkommen. Aber auch innerhalb des Dünndarms sind abschnittweise verschiedene Darmbakterien anzutreffen. Während im oberen Dünndarmabschnitt ein extrem saures Milieu mit einem pH-Wert von etwa 3,0 herrscht, wird das Milieu im weiteren Verlauf basischer. Am Dünndarmende wird schließlich ein pH-Wert von 6,0 erreicht.

Parallel hierzu verändert sich die Sauerstoffsituation, denn während im oberen Bereich des Darms eine sauerstoffreiche Umgebung vorherrscht, lässt der Sauerstoffanteil im weiteren Verlauf deutlich nach.

Das große Problem einer Dünndarmfehlbesiedelung besteht darin, dass Bakterien, die sich fälschlicherweise im Dünndarm eingenistet haben, giftige Stoffwechselprodukte produzieren, die zu Schädigungen der Darmschleimhaut und einer starken Belastung der Leber und Bauchspeicheldrüse führen. *Hierdurch entwickelt sich unweigerlich ein Teufelskreis, weil sich die ohnehin schon schwache Verdauung noch weiter verschlechtert.*

Die Fehlbesiedelung des Dünndarms führt zu diversen Symptomen, als Leitbild gilt der Ballonbauch, bei dem die entstandenen Blähungen nicht abgehen, sondern festsitzen. Meistens beginnen die Beschwerden bereits während des Essens. Über Nacht lösen sich die Winde, sodass der Bauch am nächsten Morgen wieder abgeflacht ist. Typisch ist auch ein häufig auftretender weicher Stuhl oder Durchfall. Bei zahlreichen Personen mit chronischem Durchfall liegt eine bakterielle Fehlbesiedelung des Dünndarms vor.

Aber auch Beschwerden und Erkrankungen wie Verstopfung, Bauchschmerzen, Gewichtsverlust, Atemnot, Übelkeit, Herzrasen, chronische Müdigkeit, Reizdarm, „brain fog“ (Gehirnnebel, Benommenheit), Lupus, Allergien und Fibromyalgie können in Verbindung mit einer Dünndarmfehlbesiedelung stehen. Welche Symptome und Krankheitsbilder auftreten, richtet sich nach Lage und Art der vorhandenen Darmbakterien. Wichtig zu beachten ist, dass sich diese nicht nur durch Verdauungsprobleme äußern.

Als Folge der Fehlbesiedelung kommt es bei vielen Betroffenen zu einer gestörten Aufnahme und Verstoffwechselung wichtiger Nährstoffe, Kohlenhydrate, Proteine und Fette. Insbesondere die Malabsorption von Vitamin B12 tritt häufig auf, sodass ein entsprechender Mangel von erfahrenen Therapeuten als ein Indiz für eine Dünndarmfehlbesiedelung gewertet wird. Außerdem erhöht sich der pH-Wert im Dünndarm dramatisch, was die Ansiedelung von pathogenen Keimen begünstigt und die Darmsituation noch weiter verschlechtert.

Die Spirale dreht sich hierdurch stetig weiter nach unten, sodass sich die bereits vorhandenen Symptome noch weiter verschlechtern und zusätzliche hinzukommen. Je ausgeprägter die Beschwerden sind, umso dringlicher ist eine Behandlung der Dünndarmfehlbesiedelung.

Die Entstehung für eine Dünndarmfehlbesiedelung kann durch verschiedene Faktoren ausgelöst werden. Oftmals ist es eine geschwächte Verdauung, die aufgrund eines Magensäure- oder Enzymmangels auftritt, aber auch häufige, fest sitzende Blähungen oder eine defekte Bauhinsche Klappe (Ileozäkalklappe) können die Entstehung begünstigen. Wenn Blähungen sehr häufig auftreten, drücken die hierbei entstehenden Gase auf diese Klappe, die ein wichtiger funktioneller Verschluss zwischen dem Dünn- und Dickdarm ist. Hierdurch wird den Dickdarmbakterien der Weg bereitet, in den Dünndarm überzutreten.

Außerdem können auch Umweltschadstoffe, Operationen, Allergien, ein geschwächtes Immunsystem und ein IgA-Mangel aufgrund einer Darmschleimhautstörung zu einer Dünndarmfehlbesiedelung führen.

Um die Dünndarmfehlbesiedelung erfolgreich therapieren zu können, sollte nach einer zugrundeliegenden Ursache gesucht werden und deren Beseitigung in das gesamte Therapiekonzept einfließen. Über die medikamentöse Behandlung der

Dünndarmfehlbesiedelung gibt es bisweilen leider nur sehr uneinheitliche Therapievorschläge und Erfahrungen. Vielerorts wird der Einsatz von Antibiotika als die effektivste Behandlungsform erwähnt, besonders positiv wird von den Antibiotikapräparaten Rifaximin und Clont berichtet. Bei Rifaximin soll sich der Erfolg insbesondere bei einer höheren Dosierung von 1.200 bis 1.600 mg/d einstellen und weniger bei einer Standarddosierung von ca. 600 mg/d.

Allerdings scheint eine Antibiotikatherapie nicht bei allen Betroffenen zu einer dauerhaften Beschwerdefreiheit zu führen. Dies ist insbesondere der Fall, wenn die Ursache der Fehlbesiedelung nicht herausgefunden und beseitigt wird, sodass es nach dem Absetzen der Antibiotika zu einer erneuten Fehlbesiedelung kommt. *Eine Antibiotikaeinnahme sollte gründlich überlegt werden, denn auch wenn Antibiotika einerseits die unerwünschten Bakterien beseitigen, so darf nicht vergessen werden, dass sie gleichzeitig auch die nützlichen entfernen.* Wenn sich krankmachende Keime im Dünndarm befinden, kann allerdings eine Behandlung mit Antibiotika unausweichlich sein.

Wenn keine krankmachenden Keime anwesend sind, dann ist es in der Naturheilkunde der übliche Weg, bei einer Dünndarmfehlbesiedelung das gesamte Darmmilieu umzustimmen. Eine wichtige Voraussetzung, dies zu erreichen, besteht darin, die im Dünndarm angesiedelten Dickdarmbakterien zu verdrängen, aber nicht durch Antibiotika abzutöten. Dies gelingt durch die Einnahme von bestimmten probiotischen Präparaten, die ausschließlich Mikroorganismen enthalten, die in einem sauren Milieu überleben und die dafür sorgen, dass der Darm angesäuert wird.

Verzichtet werden sollte hingegen unbedingt auf die Einnahme von Probiotika, die Bifidobakterien und Inulin oder Oligofruktose enthalten. Hierdurch kann sich die Situation verschärfen und zu einer weiteren Ansiedelung der nicht gewünschten Bakterien im Dünndarm führen.

Das Herausfinden der passenden Präparate kann hier etwas schwierig werden, weil man das Kleingedruckte sehr genau lesen muss. Enthaltene Laktose ist ein verbreitetes Problem, in diesen Fällen meistens verträglich sind Paidoflor® und Symbiolact A®.

Ergänzend zu Probiotika ist die Einnahme von Nahrungsergänzungsmitteln sinnvoll, die sich begünstigend auf Entzündungsprozesse und Störungen der Darmschleimhaut auswirken. Hierzu gehören insbesondere Zink, Vitamin A und die Aminosäure Glutamin. Aber auch der durch die Fehlbesiedelung auftretenden Unterversorgung sollte mit entsprechenden Präparaten begegnet werden, insbesondere betrifft dies Eisen, Vitamin B12, Magnesium und die Vitamine D und E.

Auch durch die Einnahme von Pfefferminzöl, das in Form von magensaftresistenten Kapseln eingenommen wird, können die unerwünschten Bakterien im Darm beseitigt werden. Bis zu dreimal täglich werden 1–2 Kapseln zwischen den Mahlzeiten eingenommen. Nebenwirkungen können sich durch Aufstoßen oder Sodbrennen äußern. Weiterhin kann auch durch Präparate wie Olivenblatt-Extrakt, Berberin, Oreganoöl, Grapefruitkernextrakt, Knoblauch und Berberin eine Beseitigung der Bakterien erreicht werden.

Neben der Einnahme spezieller Nahrungsergänzungsmittel ist es erforderlich, dass auch die Ernährung umgestellt wird. Da sich viele der im Dünndarm nicht erwünschten Bakterien von Kohlenhydraten ernähren, sollten hauptsächlich kohlenhydratarme Lebensmittel gewählt werden. Die Basis bildet hier gedünstetes Gemüse, das mit kleinen Portionen Fleisch ergänzt wird. Allein die Ernährungsumstellung führt bei vielen Betroffenen zu einer deutlichen Symptomverbesserung, besonders was die Verdauungsprobleme angeht.

In sehr schwer verlaufenden Fällen können die körperlichen Auswirkungen der Dünndarmfehlbesiedelung derartige Ausmaße annehmen, dass sogar eine antibiotische Behandlung nicht ausreicht. Bei diesen Patienten geht die Erkrankung mit schwerwiegenden Entzündungen und blutigen Stühlen einher, die nur durch die Einnahme von Cortison in den Griff zu bekommen sind. Dies ist allerdings nur in sehr extremen Fällen erforderlich und erfolgt immer nur für eine kurze Dauer.

Die Therapieform und -dauer ist in der Regel nicht nur vom Schweregrad, sondern auch von der Dauer der Erkrankung abhängig. Bei langjährigen Beschwerden hat es sich bewährt, die Einnahme der Probiotika und die Ernährungsumstellung monatelang beizubehalten. Erst dann sollten weitere Probiotika, die Bifidobakterien enthalten, ergänzt werden, um den Therapieerfolg nicht unnötig zu gefährden, denn insbesondere die Bifidobakterien könnten sonst zu erneuten entzündlichen Prozessen der Dünndarmschleimhaut führen.

Ähnlich wie mit den vielen Unsicherheiten, die es bezüglich einer zuverlässigen Therapie bei der Dünndarmfehlbesiedelung gibt, verhält es sich auch mit der Diagnostik. Je nach Literatur gilt eine Dünndarmspiegelung als Goldstandard, wenngleich diese Methode nicht bei allen Patienten eine zuverlässige Diagnostik ermöglicht. Dies wird darauf zurückgeführt, dass in diesen Fällen während der Endoskopie nicht aus dem Bereich des Dünndarms eine Entnahme erfolgt, wo sich die Dünndarmfehlbesiedelung tatsächlich befindet.

Geläufiger ist mittlerweile ein einfacher H2-Atemtest, der auf der Basis von Glukose oder Laktulose erfolgt. Auch ein Atemtest, der bei Verdacht auf eine Fruktoseintoleranz erfolgt, kann einen deutlichen Hinweis auf eine Dünndarmfehlbesiedelung liefern, wenn sich ein überaus hoher Wert ergibt.

Wenn der Test mit Glukose durchgeführt wird, werden 50 g Glukose in 0,2 Liter Wasser aufgelöst und anschließend getrunken. Bei einer Dünndarmfehlbesiedelung kommt es zu einem extrem schnellen H2-Anstieg, sodass in diesem Fall bereits innerhalb von 30 Minuten hohe Werte (>20 ppm) gemessen werden.

Mit Prä- und Probiotika die richtigen Darmbakterien ansiedeln

Probiotika

„Pro bios" kommt aus dem Griechischen und bedeutet übersetzt „für das Leben". Somit steht es im Kontrast zu „AntiBiotika", das auf Deutsch so viel heißt wie „gegen das Leben". Als Probiotika werden umgangssprachlich lebendige Mikroorganismen bezeichnet, die in Form von Präparaten oder bestimmten Lebensmitteln in den Darm gelangen und sich hier ansiedeln. Sie sollen sich positiv auf das Darmmilieu auswirken und eine geschädigte Darmflora regenerieren.

Lactobacillen und Bifidobakterien sind die häufigsten Arten, die in den probiotischen Präparaten und Lebensmitteln wie Joghurt und Babybreis enthalten sind. Da die verschiedenen probiotischen Bakterien über unterschiedliche Wirkmechanismen verfügen, sollte vor der Verabreichung der Präparate mithilfe einer Stuhlprobe genau ermittelt werden, welche Darmbakterien tatsächlich notwendig sind. Wenn beispielsweise zu wenige Bifidobakterien vorhanden sind, aber das Probiotikum nur Lactobacillen enthält, kann dies logischerweise nicht zu einer Verbesserung der Darmflora führen.

Probiotika sollten nicht mit Präbiotika verwechselt werden, denn letztere enthalten unverdauliche Nahrungsbestandteile wie Inulin und Oligofruktose, die das Wachstum und die Aktivität der bereits vorhandenen Darmbakterien stimulieren und diesen als Nahrungsgrundlage dienen. Probiotika enthalten hingegen diese Nahrungsbestandteile nicht, sondern lebende Mikroorganismen.

Durch die Wiederansiedelung der nützlichen Darmbakterien kommt es zur Verdrängung der schädlichen Mitbewohner wie Fäulnisbakterien und Pilzen. Durch diesen Wirkmechanismus soll es möglich sein, sogar ohne den Einsatz von chemischen Substanzen wie Antipilzmedikamenten oder Antibiotika (bei einer Dünndarmfehlbesiedelung) die Darmflora in ihr Gleichgewicht zurückzuführen. Auch nachdrängende schädliche Eindringlinge können durch die gesunden Darmbakterien in Schach gehalten werden, sodass deren Ausbreitung im

Verdauungstrakt verhindert werden kann. Des Weiteren sorgen sie für ein saures Darmmilieu, was die Ansiedelung und die Verdrängung der pathogenen Keime ebenfalls maßgeblich unterstützt.

Probiotika werden in der Naturheilkunde mittlerweile bei diversen Krankheitsbildern eingesetzt, bei denen ein Zusammenhang mit einer Darmdysbiose vermutet oder nachgewiesen wird. Hierzu zählen Hautkrankheiten wie Neurodermitis, Schuppenflechte und Akne, aber auch chronisch entzündliche Darmerkrankungen, Reizdarm, chronische Infektionen und pathogeninduzierter Durchfall. Auch in der Krebsbehandlung und Prävention ist der Einsatz von Probiotika hilfreich, indem diese für eine Reduzierung von schädlichen Stoffwechselprodukten sorgen, die von den krankmachenden Darmbakterien ausgehen. Auch Erkrankungen, bei denen das Immunsystem eine wesentliche Rolle spielt, können durch die Einnahme von Probiotika positiv beeinflusst werden.

In dem renommierten British Journal of Nutrition wurde eine Studie veröffentlicht, in der dieser Zusammenhang belegt wurde. So vermehrten sich bei den an dieser Studie teilnehmenden Personen die Immunantikörper um 66 %, indem die Teilnehmer zwei Wochen lang Probiotika einnahmen. Die Studie wurde von dem dänischen Unternehmen Chr. Hansen in Zusammenarbeit mit der Universität Mailand und dem Luigi Sacco Krankenhaus in Mailand durchgeführt.

Damit die Darmbakterien ihre Wirkung entfalten können, ist es wichtig, dass sie den Darmtrakt lebend erreichen und nicht bereits von der Magensäure unwirksam gemacht werden. Somit sollte beim Erwerb der Probiotika auf gute Qualität geachtet werden.

Zu Beginn der Probiotika-Einnahme kommt es gelegentlich zu Nebenwirkungen wie Blähungen, Bauchkrämpfen oder Durchfall. Um dies zu verhindern, sollte mit einer geringen Dosis gestartet werden, die langsam gesteigert wird.

Je nach Schweregrad und Ausmaß der gesundheitlichen Beschwerden ist eine langfristige Einnahme von Probiotika erforderlich. Bei vielen Personen reicht eine Einnahme von einigen Monaten aus, aber bei einigen kann sie auch lebenslang erforderlich sein. Ein nicht durchgreifender Behandlungserfolg wird oftmals darauf zurückgeführt, dass die Einnahme der Probiotika nicht lang genug erfolgte.

Präbiotika

Der wesentliche Unterschied zwischen Prä- und Probiotika besteht darin, dass Probiotika Milchsäurebakterien enthalten, die sich im Darm ansiedeln, während Präbiotika über Inhaltsstoffe verfügen, die diese gesunden Darmbakterien (insbesondere Bifidobakterien) ernähren. Außerdem fördern Präbiotika die

Verdauung, indem eine regelmäßige Stuhlentleerung erreicht und Verstopfung verhindert wird.

Seit einigen Jahren gibt es Hersteller, die probiotische und präbiotische Substanzen miteinander kombinieren. Diese Präparate gelten als besonders effektiv, weil sie über nützliche Synergien verfügen und die Wiederherstellung einer gesunden Darmflora beschleunigen können.

Die bislang bekanntesten Präbiotika sind Inulin und Oligofruktose. Hierbei handelt es sich um unverdauliche Kohlenhydrate, die in einigen Lebensmitteln von Natur aus vorhanden sind. Die bekanntesten Lieferanten für diese natürlichen Ballaststoffe sind Chicorée, Spargel, Schwarzwurzeln, Zichorien, Artischocken, Löwenzahnwurzeln, Knoblauch und Zwiebeln. Hauptsächlich werden sie aus Zichorien und Chicorée gewonnen und Präparaten und Lebensmitteln wie Joghurt und Babynahrung zugeführt.

Inulin und Oligofruktose haben durch ihre präbiotischen Eigenschaften in mehrfacher Hinsicht einen positiven Einfluss auf die Darmgesundheit. Einen wichtigen Beitrag leisten sie durch ihre Fähigkeit, die bereits vorhandenen gesunden Darmbakterien zu ernähren und ihr Wachstum zu fördern. Aber auch die Tatsache, dass sie den pH-Wert im Dickdarm senken, macht sie so wertvoll, denn hierdurch wird es den schädlichen Darmbakterien erschwert, sich anzusiedeln oder auszubreiten.

Durch diese Faktoren gelingt es, die schädlichen Darmbakterien zu verdrängen und eine gesunde Darmflora aufzubauen, die auch langfristig Bestand haben kann. Besonders die oft hartnäckige Bekämpfung von Candida-Hefepilzen kann hierdurch sehr effektiv unterstützt werden. Durch mehrere wissenschaftlichen Studien konnte dieser Mechanismus belegt werden.

Darin wurde auch festgestellt, dass die im Darm bereits vorhandenen gesunden Darmbakterien auf eine regelmäßige Zufuhr von Präbiotika angewiesen sind, um überhaupt existieren zu können. Stehen nicht genügend Präbiotika zur Verfügung, verlieren die wichtigen Darmbakterien ihre Nahrungsgrundlage, infolgedessen sie geschwächt oder von schädlichen Bakterien verdrängt werden.

Es gibt nur wenig, was gegen die Einnahme dieser Präparate spricht. Neben der Dünndarmfehlbesiedelung betrifft es Personen mit einer Fruktoseintoleranz, denn sie können in der Regel kein Inulin und keine Oligofruktose vertragen. Hier ist es meistens erforderlich, mit minimalen Dosierungen zu beginnen und je nach Verträglichkeit diese langsam zu steigern.

Eine schrittweise Steigerung kann übrigens auch für Personen ohne Fruktoseintoleranz sinnvoll sein, weil gerade zu Beginn der Einnahme von präbiotischen Nahrungsergänzungsmitteln oder dem Verzehr von präbiotischen Lebensmitteln

Blähungen auftreten können. Dies verliert sich allerdings im Laufe der Zeit, sobald sich genügend gesunde Darmbakterien angesiedelt haben.

Mutaflor®

Mutaflor® enthält den einzigartigen, hochkonzentrierten Wirkstoff E. coli Stamm Nissle 917, der in keinem anderen Präparat zu finden ist. Der natürlich vorkommende Darmkeim hat einen positiven Einfluss auf die Entzündungsneigung der Darmwand und kann sich dämpfend auf entzündliche Darmerkrankungen auswirken. E. coli Nissle verhindert die Ansiedlung und Ausbreitung von Krankheitserregern im Darm, trägt zur Stabilisierung der Darmbarriere bei, stärkt das Immunsystem und reguliert die Verdauung.

Mutaflor® ist als magensaftresistente Kapsel (Packungsgrößen: 20, 50, 100 Hartkapseln) erhältlich und wirkt direkt im Dickdarm. Das Probiotikum eignet sich zur sanften, schonenden Therapie bei entzündlichen Darmerkrankungen, z. B. Colitis ulcerosa und chronischer Verstopfung.

Es ist frei von Laktose, Gluten, Glukose, enthält weder künstliche Aromastoffe noch Konservierungsstoffe. Mutaflor® zeichnet sich weiterhin durch eine sehr gute Verträglichkeit aus und kann während der Schwangerschaft und Stillzeit angewendet werden. Auch Diabetiker können das Präparat einsetzen. Es wird ausschließlich im Kühlschrank bei 2 bis 8 Grad aufbewahrt, um die Lebendkulturen zu erhalten.

Symbioflor®

Symbioflor ist der Handelsname für probiotische Arzneimittel mit unterschiedlichen Einsatzgebieten und Bakterienkulturen. So gibt es Symbioflor 1 für chronische Entzündungen der Atemwege, Symbioflor 2 für den Reizdarm und Pro Symbioflor zur Immunmodulation und bei Magen-Darmstörungen. Die Flüssigkeiten sollten nach Gebrauch stets gut verschlossen im Kühlschrank bei 2 bis 8 Grad aufbewahrt werden. Die Tropfen werden in Wasser verdünnt eingenommen.

Symbioflor 1 (rote Fläschchen)

Das Präparat besitzt als Wirkstoff das natürlich im Darm vorkommende Bakterium Enterococcus faecalis und kommt bei chronischen Entzündungen der Nasenebenhöhlen, der Bronchien und Rachenmandeln zum Einsatz. Es kann zudem die Abwehrkräfte stärken, um Erkrankungen vorzubeugen. Enthalten sind auch Laktose und Glukose.

Symbioflor 2 (blaue Fläschchen)

Symbioflor 2 ist speziell auf den Reizdarm abgestimmt und enthält das natürlich im Darm vorkommende Bakterium E. coli in hoher Konzentration. Es wirkt bei Reizdarmsyndrom sowie allgemeinen Magen-Darmbeschwerden und reguliert die Darmtätigkeit schonend. Das probiotische Arzneimittel ist frei von Konservierungsstoffen und auch für Kinder geeignet.

Pro Symbioflor (grüne Fläschen)

Pro Symbioflor ist bei Störungen der Magen-Darmfunktion anwendbar und trainiert das Immunsystem. Als Wirkstoffe sind die natürlichen Darmbakterien Enterococcus faecalis und Escherichia coli in abgetöteter (inaktiver) Form enthalten.

Bakterien leisten einen wichtigen Beitrag zur Ausprägung und Aufrechterhaltung des Immunsystems, gerade bei Kleinkindern und während der Schwangerschaft. Die inaktivierten Bakterienkulturen trainieren das Immunsystem auf sanfte Weise und üben eine Art Immunerziehung aus. Das Präparat ist auch für Kleinkinder geeignet.

Dr. Wolz Darmflora plus select

Acht ausgewählte Kulturen von effektiven Milchsäurebakterien, wie sie auch im Darm in unterschiedlichen Darmabschnitten natürlich vorkommen, sind in diesem Präparat zusammengestellt.

Das sind: Lactobacillus acidophilus, Lactobacillus casei, Lactobacillus plantarum, Lactobacillus rhamnosus, Bifidobacterium bifidum, Bifidobacterium lactis, Bifidobacterium breve, Streptococcus thermophilus. Zusätzlich sind zahlreiche B-Vitamine enthalten. Der Hersteller weist ausdrücklich darauf hin, dass nur registrierte, genetisch charakterisierte Milchsäurebakterien verwendet werden. Das Präparat soll frei von Genen sein, die eine Histaminbildung begünstigen, was für Personen mit Histaminintoleranz wichtig ist.

Dr. Wolz Darmflora plus select stärkt die Darmschleimhaut und regt die normale Funktion des Immunsystems an. Empfohlen wird das Probiotikum auch während und nach einer Antibiotikatherapie.

Das Präparat steht in magensaftresistenter Kapselform zur Verfügung. Mit einer Tagesdosierung von 4 Kapseln werden 48 Milliarden Milchsäurebakterien zugeführt. Gesunde B-Vitamine wie B1 (1,1 mg), B2 (1,4 mg), B6 (1,4 mg), B12 (2,5 µg), Biotin (50 µg) und Folsäure (200 µg) runden den positiven Wirkeffekt ab. Für eine besonders gute Verträglichkeit zeigt sich das Produkt ohne Gluten, Gelatine, Milcheiweiß, Laktose, Fruktose und Farbstoffen. Es ist ohne Kühlung haltbar.

Omni-Biotic® Stress Repair

Dauerstress tut dem Darm nicht gut und kann zu Entzündungen führen, die ihrerseits weitere unangenehme Folgen wie Müdigkeit, schlechten Schlaf und Konzentrationsprobleme nach sich ziehen. Omni-Biotic® Stress Repair, als diätisches Lebensmittel, ist zur Behandlung von Entzündungen der Darmschleimhaut, die insbesondere durch Stress hervorgerufen werden, gedacht.

Das Präparat enthält als Wirkstoffe folgende neun Bakterienstämme: Lactobacillus casei W56, Lactobacillus acidophilus W22, Lactobacillus paracasei W20, Bifidobacterium lactis W51, Lactobacillus salivarius W24, Lactococcus lactis W19, Bifidobacterium lactis W52, Lactobacillus plantarum W62 und Bifidobacterium bifidum W23. Pro Portion von 3 g werden mindestens 7,5 Milliarden Keime zugeführt.

Weitere Zutaten sind Maisstärke, Maltodextrin, Inulin, Kaliumchlorid, Magnesiumsulfat, Fructooligosaccharide, Enzyme und Mangansulfat. Das Produkt ist frei von Gluten, Hefe, tierischem Eiweiß und Laktose, kann während der Schwangerschaft und Stillzeit angewendet werden und ist für Diabetiker sowie Milchallergiker geeignet. Omni-Biotic® Stress Repair zeigt sich in Pulverform, verfügbar sind Packungsgrößen zu je 7, 28 oder 56 Beutel, wobei jeder Beutel 3g Inhalt vorweist. Das Pulver wird in Wasser aufgelöst und nach einer Einwirkzeit von etwa 20 Minuten getrunken.

Die wissenschaftlich erforschten Bakterienstämme tragen zu einer Verbesserung der Darmbarriere bei und erschweren schädlichen Stoffen das Durchdringen der Darmschleimhaut. Bakterien, die zu chronisch entzündlichen Darmerkrankungen führen, z. B. Clostridium difficile, können sich nicht ansiedeln. Das Präparat fördert zudem die Bildung von entzündungshemmenden Immunglobinen, wodurch bereits bestehende Entzündungen gebessert werden.

Kijimea® Reizdarm

Kijimea® Reizdarm ist ein bewährtes und durch die TV-Werbung bekanntes Nahrungsergänzungsmittel in Kapselform, das explizit für den Reizdarm entwickelt wurde. Es wirkt wie eine Art Pflaster im Darm und beruhigt ihn.

Als Wirkstoff ist der weltweit einzigartige Bifidobakterienstamm B. bifidum MIMBb75 enthalten, der nachweislich Reizdarm-Symptome wie Durchfall, Bauchschmerzen und Blähungen lindern kann. In Studien verbesserte sich die Lebensqualität der Teilnehmer nachhaltig. Die Bakterienkultur haftet sich an die geschädigte Darmwand an und schützt sie praktisch wie ein Pflaster die Wunde vor Krankheitserregern und schädlichen Substanzen. Nur Bifidobakterienstamm B. bifidum MIMBb75 hat diese besondere Eigenschaft.

Das Präparat steht in Kapselform mit Packungsgrößen zu 14, 28 und 84 Stück zur Verfügung. Es kommt ohne Konservierungsmittel, Süßungsmittel, Aromastoffe, Gelatine, Laktose und Gluten aus und ist damit für Diabetiker und Personen mit Unverträglichkeiten sehr gut geeignet.

Colibiogen® oral (zum Einnehmen in flüssiger Form)

Colibiogen® oral wird zur Schleimhauttherapie eingesetzt und ist in Tropfenform verfügbar. Wirkstoffe sind Stoffwechselprodukte der Bakterienkultur Escherichia coli, Stamm Laves. Das Präparat enthält keine lebenden Organismen, weshalb es nicht direkt für den Aufbau einer geschädigten Darmflora angewendet wird. Es stärkt allerdings die Darmschleimhaut und bereitet sie somit optimal auf die Besiedelung mit Darmbakterien vor.

Colibiogen® trägt sanft zur Regeneration einer entzündeten Schleimhaut bei und weist eine immunregulierende Wirkung auf. Anwendungsgebiete der zell- und eiweißfreien Lösung sind Darmerkrankungen, Divertikulitis, Reizdarm, Morbus Crohn, Colitis ulcerosa, Allergien. Das Schleimhaut- und Immuntherapeutikum ist zudem geeignet, eine Antibiotika- oder Krebstherapie sanft zu unterstützen.

Colibiogen® Inject (Spritzen)

Das zell- und eiweißfreie Schleimhauttherapeutikum ist auch als Injektion erhältlich und weist als Wirkstoff ebenfalls Stoffwechselprodukte von Escherichia coli, Stamm Laves auf, die das Immunsystem regulieren und die Darmschleimhaut regenerieren, damit sich nützliche Bakterien optimal ansiedeln können. Einsatzgebiete sind auch hier Darmerkrankungen, Allergien und begleitende Tumortherapie. Die Injektionen selbst werden von einem Arzt oder Heilpraktiker durchgeführt.

Verdauung stärken

Bei vielen Patienten ist eine Stärkung der Verdauungskraft ein wichtiger Therapiebestandteil einer erfolgreichen und nachhaltigen Darmsanierung. Dies kann auf vielfältige Weise geschehen und ist immer abhängig von den persönlichen Voraussetzungen und Verträglichkeit. Sehr zu empfehlen sind Präparate, die die Verdauungskraft unterstützen:

Enzyme

Enzyme gehören zu den wichtigsten Botenstoffen unseres Organismus und haben wesentliche Schlüsselfunktionen inne. So benötigt jede einzelne chemische Reaktion, die im menschlichen Körper von statten geht Enzyme. Nicht ohne Grund werden sie daher auch als Zündfunken des Lebens bezeichnet. Obwohl sie so maßgeblich an der menschlichen Gesundheit beteiligt sind, wird ihre Bedeutung im Praxisalltag noch immer vernachlässigt. Das ist nicht nachvollziehbar, wenn man weiß, dass Enzyme an beinahe allen Stoffwechselprozessen im Organismus beteiligt sind und eine unzureichende Versorgung zu zahlreichen gesundheitlichen Problemen führt.

So sind Enzyme unter anderem an der Regulation des Nervensystems beteiligt, sie bauen Entzündungsstoffe ab, regenerieren Zellen, beseitigen Abfallstoffe und üben maßgebliche Funktionen zur Aufrechterhaltung des Immunsystems aus. Ganz besonders wichtig sind Enzyme auch für eine reibungslose Verdauung, denn sie werden für das Aufspalten der Nahrungsbestandteile benötigt. *Nur mit ihrer Hilfe ist es überhaupt möglich, dass die zugeführten Nährstoffe wie Vitamine, Mineralien und Spurenelemente vom Körper aufgenommen werden können.*

Wenn Verdauungsstörungen vorliegen, gehen diese bei vielen Patienten mit einem Enzymmangel einher. Bemerkbar macht sich ein Mangel besonders bei Menschen mit Nahrungsmittelintoleranzen.

Wer beispielsweise von einer Laktoseintoleranz betroffen ist, verfügt nicht oder nicht ausreichend über das Enzym Laktase. Dieses ist erforderlich, damit die in Milchprodukten enthaltene Laktose gespalten werden kann.
Ähnlich verhält es sich mit der Histaminintoleranz. Die betroffenen Patienten verfügen hier nicht oder nicht ausreichend über die Diaminoxidase (DAO). Dieses Enzym wird für den Abbau von Histamin im Darm benötigt. Wenn trotz dieser Intoleranz histaminhaltige oder histaminfreisetzende Lebensmittel verzehrt werden, kommt es zu vielfältigen körperlichen Symptomen.

Bei Intoleranzen kommt es verdauungstechnisch zu starken Reaktionen, indem Durchfall, Blähungen, Bauchschmerzen in ausgeprägter Form auftreten.

Alternativ zum Verzicht auf die unverträglichen Lebensmittel gibt es die Möglichkeit, vor einer Mahlzeit entsprechende Enzympräparate zuzuführen.

Die Laktose- und Histaminintoleranz sind nur zwei von vielen Beispielen, die aufzeigen, zu welch gravierenden Folgen ein Enzymmangel führen kann. Und wenn man bedenkt, dass der menschliche Organismus über mehr als 20.000 verschiedene Enzyme verfügt, von denen jedes einzelne ganz spezifische und einmalige Aufgaben übernimmt, dann kann man erahnen, wie bedeutend Enzyme für die Aufrechterhaltung der Gesundheit sind.

Wenn man außerdem berücksichtigt, dass bisher lediglich ca. 3.000 Enzyme genau erforscht sind, dann kann man erahnen, wie groß die Aufgaben noch sind, die in diesem Bereich auf die Wissenschaft zukommen.

Trotz vieler Aspekte, die bisher im Zusammenhang mit Enzymen noch nicht eingehend erforscht sind, gibt es dennoch keinen Zweifel daran, dass Enzyme eine ganz wesentliche Basis für die Gesundheit des Menschen bilden. Neben der intensiven Beteiligung an einem funktionierenden Verdauungsprozess ist auch der Einfluss auf das Immunsystem von großer Bedeutung. Darüber hinaus sind Enzyme auch am Wachstum, an der Fortpflanzung sowie am Heilungsprozess von Verletzungen und Entzündungen beteiligt.

Seit einiger Zeit wird besonders der Zusammenhang zwischen Enzymen und Immunsystem erforscht. So weiß man inzwischen, dass Enzyme nicht nur die Selbstheilungskräfte aktivieren können, sondern dass sie auch in der Lage sind, das Immunsystem effektiv zu unterstützen.

Bei einer Darmsanierung sollte auch unter dem Aspekt der Immununterstützung an eine Verabreichung von Enzymen gedacht werden. Denn in vielen Fällen geht eine gestörte Darmflora mit einem geschwächten Immunsystem einher, sodass man durch die Einnahme von Enzymen sogar doppelt profitiert. So erreicht man einerseits eine Unterstützung des Immunsystems, andererseits aber auch eine deutlich verbesserte Verdauung und somit Entlastung des geschwächten Darms.

Hinzukommt, dass bei einer gestörten Darmflora meistens auch die körpereigene Enzymproduktion eingeschränkt ist. Denn einige der benötigten Enzyme kann der Körper durchaus auch selbst herstellen. Ist die Darmflora intakt, dann produzieren unter anderem die hier ansässigen Milchsäurebakterien Enzyme. Doch gerade an diesen gesundheitsfördernden Bakterien mangelt es allzu oft, sodass eine gestörte Darmflora häufig mit einem Enzymmangel einhergeht.

Obwohl der Körper einige Enzyme selbst herstellen kann, ist er dennoch auch immer auf die Zufuhr von außen angewiesen, um das tatsächlich benötigte Enzymspektrum abdecken zu können. Hier bilden Lebensmittel die entscheidende Basis, denn viele von ihnen enthalten einen beachtlichen Anteil an Enzymen.

Leider hat der Enzymgehalt in Lebensmitteln in den letzten Jahrzehnten dramatisch abgenommen. Zu verdanken haben wir dies den modernen Herstellungsverfahren (z. B. Erhitzen) und Lagerungsmethoden (z. B. Tiefkühltruhe). Temperaturen haben einen großen Einfluss auf Enzyme, sodass bereits ab 49 °C die Zerstörung von Enzymen einsetzt. Demnach ist nachvollziehbar, dass allein schon der normale Kochvorgang zu einer dramatischen Zerstörung der Enzyme führt. Auch der heutzutage verbreitete Verzehr von Fertignahrung sorgt für eine bedenkliche Unterversorgung von Enzymen.

Bleibt als Alternative die Ernährung mit besonders enzymhaltigen Lebensmitteln wie Obst und Gemüse. Doch auch wenn wir diese roh verzehren, laufen wir Gefahr, dass sie uns nicht mehr mit den erforderlichen Enzymmengen versorgen können. *Aufgrund der massiven Verwendung von Herbiziden, Pestiziden und Kunstdünger büßen diese eigentlich sehr gesunden Nahrungsmittel ihren ursprünglichen Enzymgehalt stark ein.*

Die moderne Lebensweise hat somit unweigerlich zur Folge, dass sich die meisten Menschen mit Lebensmitteln ernähren, die kaum noch die erforderlichen Enzyme enthalten.
Erschwerend kommt hinzu, dass die eigene Körperproduktion von Enzymen mit zunehmendem Alter nachlässt. Dies ist einer der Gründe dafür, warum insbesondere ältere Menschen sehr häufig von Verdauungsproblemen betroffen sind. Auch die Entwicklung von zahlreichen chronischen Erkrankungen basiert auf diesem Mechanismus.

Die regelmäßige Einnahme von Enzymprodukten vor einer Mahlzeit kann somit nicht nur für die Beseitigung von Verdauungsproblemen sorgen, sondern auch eine Reihe anderer gesundheitlicher Probleme lindern.

Die wichtigsten Enzyme für die Verdauung sind Amylasen, Proteasen und Lipasen, die in der Lage sind, die verzehrten Kohlenhydrate, Eiweiße und Fette aufzuspalten. Auch Bromelain, das aus der Ananas gewonnen wird, kann gute Dienste leisten. Es unterstützt allerdings nicht nur die Verdauung, sondern wirkt darüber hinaus auch antientzündlich, sodass es auch bei diversen entzündungsbedingten Beschwerdebildern eingesetzt wird.

Von der Einnahme von Verdauungsenzymen vor jeder Mahlzeit profitieren auch Personen, die von Nahrungsmittelunverträglichkeiten betroffen sind. Wie man mittlerweile weiß, können Enzyme die Schwere der allergischen Reaktionen reduzieren.

Normalerweise werden Enzyme immer zusammen mit einer Mahlzeit eingenommen. Die benötigte Menge ist von dem jeweiligen Zustand des Verdauungssystems abhängig, aber auch davon, welche Lebensmittel in welcher Menge gegessen werden. Im Vergleich zu gekochtem oder gedünstetem Gemüse sind Nahrungsmittel wie Fleisch und Milchprodukte deutlich schwerer zu verdauen, sodass bei derartigen Mahlzeiten eine größere Enzymmenge benötigt wird.

Personen mit einem Magen- oder Zwölffingerdarmgeschwür oder Gastritis sollten möglicherweise auf die Einnahme von Enzympräparaten verzichten oder mit minimalen Dosierungen beginnen. Hierzu sollte immer der behandelnde Arzt befragt werden. Dies betrifft insbesondere Präparate, die Protease enthalten, weil diese vorübergehend ein brennendes Gefühl in der Magengegend auslösen können. Wenn eine akute Pankreatitis vorliegt, sollten Enzyme gar nicht zum Einsatz kommen.

Wer von einer Schimmelpilzallergie betroffen ist, sollte die Bestandteile des jeweiligen Enzympräparates genau überprüfen. Einige Enzympräparate werden auf Basis von Schimmelpilzen hergestellt, sodass diese bei einer Schimmelpilzallergie zu Symptomen führen können.

Bitterstoffe

Bitterstoffe sind in den heutigen Lebensmitteln zur Rarität geworden, denn zunehmend mussten diese wertvollen Substanzen, die ursprünglich in vielen Getreide-, Obst- und Gemüsesorten enthalten waren, dem beliebteren süßeren Geschmack weichen. Immer mehr wurden die Bitterstoffe in den vergangenen Jahrzehnten herausgezüchtet, um den Kunden die Produkte schmackhafter zu machen. Zucker, Salzgeschmack und künstliche Aromen sind die Geschmacksrichtungen, die heutzutage ankommen und die Bitterstoffe verdrängt haben.

Bis vor wenigen Jahrzehnten waren insbesondere Gemüsesorten wie Chirocrée, Artischocken und Radicchio noch bekannt für ihren hohen Gehalt an Bitterstoffen, doch heute schmecken diese vergleichsweise mild, und von altbekannten Bitterstoffen ist hier keine Spur mehr übrig.

Sind trotzdem noch viele Bitterstoffe in unserem Gemüse enthalten, so werden diese herausgekocht oder abgeschnitten. Bitterstoffe gehören anscheinend der Vergangenheit an und haben in unserer modernen Welt keine Daseinsberechtigung mehr. Doch ist das wirklich so? Kann man tatsächlich einfach auf sie verzichten, ohne dadurch irgendein Defizit zu erleiden?

Unentbehrlich sind Bitterstoffe jedenfalls dann, wenn es um die Verdauung geht, denn nur sie sind in der Lage, eine optimale Produktion von Verdauungssäften zu gewährleisten, indem die Ausschüttung der eigenen Verdauungssäfte angekurbelt wird. Eine Zuführung von chemischen Verdauungshilfen ist dann unnötig.

Hierdurch kommt es zur gesteigerten Aktivität des Speichelflusses, der Galle, der Bauchspeicheldrüse, der Magensaftproduktion und der Leber, sodass eine wesentlich verbesserte Aufspaltung der zugeführten Nahrung erfolgen kann. Und da eine reibungslose Verdauung die Grundlage für eine funktionierende Darmgesundheit ist, *sollten Bitterstoffe also auch immer fester Bestandteil einer Darmsanierung sein.*

Wenn die Verdauung nicht mit einer ausreichenden Menge an Verdauungssäften begleitet wird, kann die Nahrung nicht ausreichend aufgespalten werden und verweilt zu lange im Verdauungstrakt und hier insbesondere im Darm. Bekanntermaßen führt dies zu Blähungen und Gärungsprozessen, was unnötige Belastungen für den gesamten Organismus mit sich bringt.

Bitterstoffe wirken leicht abführend, sodass sie auch bei einer drohenden Verstopfung Unterstützung bieten. Außerdem führen sie zu einer geringeren Produktion von Insulin, was den positiven Nebeneffekt mit sich bringt, dass sich das Verlangen nach Süßigkeiten und Heißhungerattacken reduzieren.

Bitterstoffe findet man heute in hoher Konzentration in Extrakten von Löwenzahnwurzeln, Wermut, Engelwurz, Kalmus, Schafgarbe, Wegwarte, Tausendgüldenkraut, Benediktenkraut und Curcuma. Wer auf bequeme Weise für eine ausreichende Versorgung mit Bitterstoffen sorgen möchte, kann dies mit Kräuterbitter, Magenbitter oder speziell abgestimmten Verdauungstropfen erreichen.

Diese enthalten eine Kombination von mehreren Bitterstoffextrakten und gelten als probates Mittel bei einer Verdauungsschwäche. Wichtig ist, dass sie rechtzeitig (ca. 30 Minuten) vor einer Mahlzeit eingenommen werden. Der Effekt wird optimiert, wenn die Bitterstoffe ungefähr eine Minute im Mund gehalten werden, um den Speichelfluss anzuregen, denn der Erstkontakt erfolgt immer über die Geschmacksknospen der Zunge, und genau hier entfaltet sich die Wirkung.

Wem der bittere Geschmack zu viel Überwindung abverlangt, kann sich mit entsprechenden Kapseln behelfen. Allerdings ist die Wirksamkeit von Frischsäften und Tinkturen den Tabletten deutlich überlegen.

Curcuma

Curcuma ist ein Gewürz, das in Indien und zahlreichen anderen südostasiatischen Ländern schon seit 5.000 Jahren als traditionelles Heilmittel Verwendung findet. In der ayurvedischen Medizin wird Curcuma seit jeher hoch verehrt und gilt als eine überaus bewährte Heilpflanze. International ist Curcuma mittlerweile als Heilpflanze bei Verdauungsbeschwerden und Rheuma anerkannt.

In der westlichen Naturheilkunde hat sich Curcuma in den vergangenen Jahren etabliert, immer mehr ganzheitlich orientierte Therapeuten schätzen die wertvollen Eigenschaften dieses Gewürzes. Geschah dies bislang hauptsächlich, um Verdauungsbeschwerden zu behandeln, wird Curcuma zunehmend auch bei diversen anderen Krankheitsbildern und Symptomen eingesetzt. Denn wie inzwischen zahlreiche internationale Studien belegen, verfügt Curcuma tatsächlich über ein breit aufgestelltes Spektrum an Wirkmechanismen.

So konnte unter anderem auch die beeindruckende Wirksamkeit bei dyspeptischen Beschwerden belegt werden. Hierunter sind Symptome zu verstehen, die im Zusammenhang mit einem Reizmagen auftreten. Die Ursache ist auf die krankhafte Veränderung des Magensaftes und/oder eine verstärkte Bewegung des Magens zurückzuführen.

Die Beschwerden äußern sich durch unterschiedliche Unpässlichkeiten wie Durchfall, Völlegefühl, Blähungen, Schmerzen oder Druck im Oberbauch. Es können sich aber auch Appetitlosigkeit, eine langsame Verdauung oder Fettunverträglichkeit bemerkbar machen. Dass sich Curcuma günstig auf die Behandlung der Reizmagensymptome auswirkt, wird darauf zurückgeführt, dass es anregend auf die Magensaftproduktion wirkt.

Der Erfolg von Curcuma bei unterschiedlichen Arten von Verdauungsproblemen ist allerdings keine neue Erkenntnis. Seit jeher wird Curcuma bei nahezu allen verdauungsbedingten Beschwerden eingesetzt, und da ist es fast egal, ob es sich um Verstopfung, Blähungen, Völlegefühl oder Sodbrennen handelt. Auch bei einigen Leber- und Galleproblemen, die zwangsläufig Verdauungsprobleme mit sich bringen, kann Curcuma die Symptome lindern.

Dies hängt damit zusammen, dass Curcuma die Bildung von Gallensäure fördert und eine vermehrte Entleerung der Gallenblase auslöst. Die Wirksamkeit von Curcuma stellt sich hierdurch insbesondere bei der Fettverdauung und bei einem Blähbauch unmittelbar ein. Wichtig zu beachten ist allerdings, dass bei Gallensteinen und entzündlichen Galleerkrankungen Curcuma nur mit Vorsicht verwendet werden sollte.

Magensäure (Betain – HCL)

Wenn wir an Magensäure (Hydrochlorsäure-HCL) denken, fallen uns in diesem Zusammenhang die fast inflationär verordneten Magensäureblocker ein, wie es besonders häufig bei Sodbrennen geschieht.

Geht man jedoch nach dem naturheilkundlichen Verständnis, und hier insbesondere nach der Ayurvedischen Lehre, dann sind Symptome wie

Sodbrennen und diverse andere verdauungsbedingte Probleme auf ein Zuwenig und nicht ein Zuviel an Magensäure zurückzuführen.

Wenn ein Mensch über zu wenig Magensäure verfügt, kann die Nahrung nicht vollständig verdaut werden. Insbesondere die Verarbeitung von Eiweißen und Mineralien ist reduziert. Am deutlichsten ist dies zu spüren, wenn man das Gefühl hat, dass das soeben verzehrte Essen wie Blei im Magen verweilt oder sich durch anschließendes Sodbrennen wieder in Erinnerung bringt.

Normalerweise werden täglich zwischen 2 und 3 Litern Magensaft produziert, der hauptsächlich aus Salzsäure und Enzymen besteht. Doch bei immer weniger Menschen wird dieser wichtige Saft tatsächlich in dieser erforderlichen Menge produziert.

Von einem Magensäuremangel sind insbesondere ältere Menschen und Vegetarier betroffen. Während im Alter die Produktion von Magensäure nachlässt und schätzungsweise fast die Hälfte der über 50-Jährigen über zu wenig Magensäure verfügen, hat bei Vegetariern im Laufe der Zeit die Produktion von Magensäure immer mehr nachgelassen. Zwar benötigt eine vegetarische Mahlzeit deutlich weniger Magensäure als eine eiweißhaltige, aber ganz ohne diese Säure können auch vegetarische Nahrungsmittel nicht ausreichend verdaut werden, denn auch sie bestehen zu einem gewissen Anteil aus Eiweiß.

Bei Eiweißen existiert das besondere Problem, dass sie in einer unzureichend verdauten Form wesentlich länger im Magen und Darm verweilen als Kohlenhydrate, was die Entstehung von Fäulnisbakterien begünstigt.

Eine Beeinträchtigung der Magensäure-Produktion wird auch bei Personen mit Nahrungsmittelintoleranzen angenommen.

Schätzungen gehen davon aus, dass dies bei 80 % der Personen mit Nahrungsmittelintoleranzen der Fall ist. Hier liegt entweder ein Mangel an Magensäure vor, oder es ist fast gar keine Magensäure vorhanden. Für die Betroffenen kann die Einnahme von entsprechenden Präparaten ein wahrer Segen sein, wenn sie durch den Ausgleich der Magensäure wieder mehr Nahrungsmittel vertragen können.

Ein besonderes Problem bei einem Magensäuremangel entsteht durch die unzureichende Assimilation von Nährstoffen und Mineralien. Ohne ausreichende Magensäure können diese nicht verstoffwechselt werden, sodass ein Nährstoffmangel aufgrund eines Magensäuremangels entstehen kann. Um einen Mineralstoffmangel zu vermeiden, greifen heutzutage immer mehr Menschen zu basischen Mineralstoffen. Wie in dem Kapitel „PH-Wert – eine wichtige Basis für die Darmgesundheit“ ausführlich beschrieben, führen auf Carbonaten basierende Mineralstoffe zu einem ungünstigen, nämlich alkalischen pH-Wert im

Darm. Auch auf den Magen haben diese Mittel einen ungünstigen Einfluss, denn sie führen zu einer Neutralisierung der Magensäure, zu einem erhöhten pH-Wert im Magen und somit zu einer Beeinträchtigung der Verdauung.

Ist die Magensäure dann nicht in der Lage, die zugewiesene Nahrung zu verwerten, gelangt der unzureichend verdaute Speisebrei in den Darm, der mit dieser Last völlig überfordert ist. Auch ohne über ein umfangreiches medizinisches Grundwissen zu verfügen, ist an dieser Stelle nachvollziehbar, dass unten im Darm nicht mehr das korrigiert werden kann, was zuvor oben im Magen versäumt worden ist.

Je öfter der Darm in diese Situation gerät, umso weniger brauchen wir uns zu wundern, dass die Darmgesundheit überstrapaziert wird und am Ende spürbare Schäden eintreten. Besonders gefährlich ist die durch den unzureichend verdauten Speisebrei entstehende Gärung anzusehen, die zu Blähungen, Fuselalkoholen und Darmfloraschäden führt. Und so ist nachvollziehbar, dass eine Darmsanierung nur dann erfolgreich sein kann, wenn die Verdauung „oben im Magen" in Ordnung gebracht wird.

Wird ein Magensäuremangel ausgeglichen, verbessern sich nicht nur Symptome, die direkt mit der Verdauung in Verbindung stehen wie Blähungen, Sodbrennen, Völlegefühl, Candida und Dysbiose, sondern auch die Nährstoffversorgung mit Mineralien und Vitaminen. Insbesondere die Versorgung mit Vitamin B12 wird mit der Zeit deutlich verbessert, wenn genügend Magensäure vorhanden ist.

Überhaupt steht ein Vitamin B12-Mangel nicht selten in Verbindung mit einem Magensäuremangel. Denn auch wenn über die Nahrung eigentlich genügend Vitamin B12 aufgenommen wird, führt ein Mangel an Magensäure dazu, dass dieses nicht ausreichend verstoffwechselt wird und letztendlich ein B12-Mangel aus dem Magensäuremangel resultiert. Somit kann in Einzelfällen auch ein Vitamin B12-Mangel den Verdacht auf eine zu geringe Magensaftproduktion lenken.

Da Magensäure auch für die Ionisation von Mineralien zuständig ist, kann ein Magensäuremangel ebenfalls zu einer unzureichenden Versorgung mit Mineralstoffen führen. Von einer verbesserten Situation der Magensäure können beispielsweise Patienten mit Osteoporose profitieren, denn die optimierte Magensäureproduktion kann die Calciumaufnahme aus den Lebensmitteln verbessern und somit die Gesundheit der Knochen unterstützen. Im Übrigen ist auch ein Eisenmangel gegebenenfalls auf einen Magensäuremangel zurückzuführen, denn Magensäure wird für die Aktivierung von Eisen benötigt.

Inwieweit ein Mangel an Magensäure vorliegt, ist bisweilen noch nicht durch einen direkten Test feststellbar. In der Regel weisen Selbstbeobachtungen und ein Vitamin B12-Mangel auf einen Magensäuremangel hin.

Ein kleiner Selbsttest kann allerdings wichtige Erkenntnisse liefern. Hierzu nimmt man die als Nahrungsergänzungsmittel erhältliche Hydrochlorsäure während oder nach einer Mahlzeit ein und beobachtet, inwieweit es zu Symptomveränderungen kommt.

Wesentlich aufwändiger ist die schulmedizinische Variante, bei der während einer Magenspiegelung Proben entnommen werden und die Zusammensetzung des Magensaftes untersucht wird.

In Einzelfällen kann die Notwendigkeit von Magensäurekapseln auch anhand einer Stuhlprobe festgestellt werden, wenn hier unverdaute Speisereste nachgewiesen werden.

Ob eine Verabreichung von Hydrochlorid-Kapseln angezeigt ist, sollte letztendlich der behandelnde Therapeut festlegen. Denn bei allen Vorteilen, die eine Einnahme mit sich bringen kann, sollte die Verabreichung mit Bedacht erfolgen. So darf auch nicht vergessen werden, dass ein Zuviel an Magensäure unter Umständen zu Magengeschwüren führen kann.

Die Verdauung beginnt im Mund – mit gründlichem Kauen zu mehr Gesundheit

Haben Sie sich jemals Gedanken darüber gemacht, wie Sie eigentlich essen? Gehören Sie vielleicht auch zu denjenigen, die ihre Mahlzeiten im Vorbeigehen, Stehen, Büro oder sogar beim Autofahren zu sich nehmen? Dann gehören Sie womöglich auch zu den Menschen, die ihre Nahrung verschlingen, hastig herunterschlucken und dabei das Kauen völlig vergessen.

Wenn ja, sollten Sie dieses Kapitel mit besonderer Sorgfalt lesen und von jetzt an Ihr Essverhalten genauer unter die Lupe nehmen.

Bekanntermaßen beginnt die Verdauung im Mund, wo sozusagen die Vorverdauung stattfindet. Hier werden durch das Kauen spezifische Enzyme und Speichel freigesetzt, was für den gesamten Verdauungsprozess von großer Bedeutung ist. Demzufolge führt unzureichendes Kauen und Einspeicheln dazu, dass die nachfolgenden Verdauungsorgane entsprechend mehr Arbeit haben, um die Nahrung in die nötigen Einzelsubstanzen zu zerlegen.

Durch das intensive Kauen wird mehr Speichel hervorgelockt, sodass sich bereits im Mund der Speisebrei verflüssigen kann. Dies führt dazu, dass schon durch die Mundverdauung wesentliche Bestandteile der Nahrung aufgeschlossen werden und eine Art Vorverdauung stattfindet. Demzufolge kann der Magen-Darm-Trakt den Nahrungsbrei und somit die wichtigen Nährstoffe viel leichter aufnehmen und wird nicht mehr so strapaziert wie bei einer schlecht vorgekauten Nahrung. *Verdauungsprobleme wie Völlegefühl, Sodbrennen und Magenprobleme lassen sich durch das gründliche Kauen häufig deutlich lindern.*

Wie günstig sich ausreichendes Kauen auf die gesamte Verdauung auswirkt, hatte seinerzeit schon Dr. Franz Xaver Mayr (1875–1965) betont, indem er von seinen Patienten verlangte, jeden Bissen 3 bis 40 Mal zu kauen. Bei seiner auch heute noch bekannten und altbewährten Mayr-Kur geht es darum, die Milch und Brötchen abwechselnd nacheinander und sehr gründlich zu kauen. Das Einspeicheln ist hier ein wesentlicher Faktor, um den gewünschten Erfolg mit der F.X.-Mayr-Kur zu erreichen. Auch wenn die F.X.-Mayr-Kur heutzutage häufig von ihren Anwendern mit dem Ziel der Gewichtsreduzierung durchgeführt wird, so bestand das ursprüngliche Ziel Dr. Mayrs darin, den Darm zu sanieren.
Interessanterweise gab es im 19. Jahrhundert fast zeitgleich einen weiteren Verfechter einer gesunden Ernährungsweise, der auf die große gesundheitliche Bedeutung von gründlichem Kauen hinwies.

Der britische Ernährungsreformer Horace Fletcher (1849 – 1919) erklärte damals seine Beobachtungen wie folgt: „Nature will castigate those who don`t masticate", was übersetzt so viel heißt wie „Die Natur wird diejenigen bestrafen, die nicht gründlich kauen". Dies brachte ihm seinerzeit den Kosenamen „The Great Masticator" ein, was nichts anderes bedeutet als „der große Kauer". Auch die noch heute gelegentlich verwendete Bezeichnung „Fletschern" geht auf Horace Fletcher zurück, womit seine von ihm entwickelte intensive Kautechnik gemeint ist.

Das Fletschern gilt als besonders gründlich, weil sogar Flüssigkeiten „gekaut" und eingespeichelt werden, um eine möglichst umfassende Vorverdauung zu erreichen.

Vor einigen Jahren wurden die Erkenntnisse von Horace Fletcher wieder aufgegriffen und von dem Schauspieler und Buchautor Jürgen Schilling zurück in die Öffentlichkeit gebracht. Wenn man in den Medien über das sogenannte „Schmauen" liest, dann wird dies mit großer Wahrscheinlichkeit auf Jürgen Schilling zurückgehen. Vor über 20 Jahren hat er diese Methode für sich selbst entdeckt und damit beachtliche gesundheitliche Erfolge erreicht.

Die Bezeichnung des Schmauens setzt sich zusammen aus den Wörtern Schmecken und Kauen und steht für eine bestimmte Art des Kauens. So wie zuvor bei F.X. Mayr und Horace Fletcher das Kauen von großer Bedeutung war, so hat auch das heutige Schmauen zum Ziel, dass die Nahrung bereits im Mund möglichst klein zerlegt wird, um durch diese Vorverdauung die nachfolgenden Organe zu entlasten.

Um dies zu erreichen, werden kleine Bissen gründlich gekaut und eingespeichelt, sodass die Nahrung nach etwa 40 Kaubewegungen breiig oder flüssig ist. Hierfür ist es in der Anfangszeit wichtig, sich völlig auf das Essen zu konzentrieren. Hilfreich ist es, wenn man zunächst die Kaubewegungen zählt. Wenn sich Nahrungsbestandteile im Mund befinden, die sich nicht vollständig zerkleinern und verflüssigen lassen, werden diese aus dem Mund genommen.

Das Schmauen hat neben der verbesserten Verdauungsleistung noch weitere angenehme Nebeneffekte. Einer davon ist die Unterstützung des Säure-Basen-Haushaltes, indem der Speichel durch das Schmauen basisch und die aufgenommene Nahrung entsäuert wird.

Ein weiterer Aspekt ist der Gewichtsverlust, der sich begleitend zum Schmauen bei vielen übergewichtigen Menschen automatisch einstellt. Dies hängt damit zusammen, dass durch das Schmauen schon nach einer geringen Nahrungsmenge ein Sättigungsgefühl eintritt, weil die Nahrung besser verwertet und ausgenutzt wird. Bei untergewichtigen Personen kann das Schmauen hingegen durch die bessere Vitalstoffverwertung zu einer Gewichtszunahme führen.

Für gründliches Kauen ist ein funktionierendes Gebiss unerlässlich. Nur intakte Zähne, und nicht Zahnlücken oder locker sitzende Prothesen, sind in der Lage, die Nahrung optimal zu zerkleinern und für den Verdauungstrakt vorzubereiten. Somit ist eine umfassende und regelmäßige Zahnpflege auch für die Darmgesundheit von großer Bedeutung.

Darmreinigung

Eine Darmsanierung beinhaltet in vielen Fällen auch eine Darmreinigung. Besonders bei chronisch erkrankten Personen und einer schwerwiegenden Darmdysbiose ist es sinnvoll, den Darm von alten Schlacken und Abfällen zu reinigen, um eine erfolgreiche Darmsanierung und Ansiedelung von gesunden Darmbakterien zu ermöglichen.

Normalerweise kann der Darm selbst und ohne jegliche Unterstützung von außen für eine Reinigung sorgen. Allerdings wird der Verdauungstrakt heutzutage meistens derart stark strapaziert, dass wir ihn regelrecht überfordern, und er seinen vielfältigen Aufgaben nicht mehr ausreichend nachkommen kann. Allein wenn man sich vorstellt, mit wie vielen chemischen Substanzen und unnatürlichen Lebensmitteln wir tagtäglich unsere Verdauungsorgane konfrontieren, kann man erahnen, dass diese so manches Mal an ihre Grenzen stoßen und Hilfe benötigen, um sich von all diesen toxischen Belastungen zu befreien.

Toxische Ablagerungen, die sich seit Jahren im Darm angesammelt haben, können zu schweren gesundheitlichen Problemen führen. Oftmals ist es erstaunlich, wie sich diverse Gesundheitsprobleme allein durch die Darmreinigung zurückbilden.

Auch wenn man den Eindruck hat, als wäre eine Darmreinigung eine Erfindung unserer Zeit, so war sie schon in alten Kulturen der alten Ägypter, Griechen und Chinesen fester Bestandteil der Gesundheitspflege. Damals geschah dies in Form von einfachen Darmeinläufen, heute stehen uns einige bequemere Methoden wie die Colon-Hydro-Therapie und spezielle Darmreinigungskuren mithilfe von pflanzlichen Nahrungsergänzungsmitteln zur Verfügung.

Von regelmäßigen Darmreinigungen profitiert die Gesundheit mehrfach. Werden die Reinigungen regelmäßig durchgeführt, dann schützen sie unter anderem davor, dass viel Druck auf die Darmwand ausgelöst wird und sich hierdurch Ausstülpungen im Darm bilden, die zu der nicht ungefährlichen Divertikulitis führen.

Auch Personen, die unter Verstopfung leiden oder zu wenige Ballaststoffe zu sich nehmen, profitieren von Darmreinigungen. Sie erreichen eine Verbesserung der allgemeinen Gesundheit, indem mögliche Rückvergiftungen, bedingt durch toxische Stoffwechselprodukte und Fuselalkohole, reduziert oder gar verhindert werden können.

In den vergangenen Jahren hat sich die Darmsanierung zu einem festen Bestandteil der Naturheilkunde etabliert. Parallel zu dieser Entwicklung hat das Angebot an verschiedenen Darmreinigungsmethoden kontinuierlich zugenommen, sodass es für einen Laien kaum möglich ist, sich einen vollständigen

Überblick zu verschaffen. Besonders wenn es um die Zuverlässigkeit und Seriosität der jeweiligen Methoden geht, führt dies schnell zu Verunsicherungen.

Wenn man nicht sicher ist, hilft es, sich an einen erfahrenen Therapeuten zu wenden oder sich ausgiebig in bestimmten Internetforen zu informieren. Gerade in Foren sind oftmals sehr hilfreiche Tipps von Betroffenen zu finden, die ihre eigenen Erfahrungen bereits gemacht haben und keine wirtschaftlichen oder sonstigen Interessen an dem einen oder anderen Produkt haben.

Obwohl sich die jeweiligen Darmreinigungsprodukte in ihrer Zusammensetzung unterscheiden, sind fast immer Ballaststoffe enthalten. Meistens sind dies Flohsamen, die aufgrund ihrer enormen Quellfähigkeit bei der Darmreinigung hervorragende Dienste leisten.

Durch das Aufquellen der Darmreinigungspräparate sollen die Ablagerungen an den Darmwänden gelöst werden. Auch Nahrungsreste, die sich unter Umständen schon seit vielen Jahren in den Darmnischen befinden, sollen durch diese Massebildner erreicht und gebunden werden.

Im Vergleich zu klassischen Einläufen und der Colon-Hydro-Therapie haben diese Darmreinigungsmittel einen entscheidenden Vorteil, indem sie nämlich den Dünndarm erreichen, was durch die mechanischen Methoden unmöglich ist. Von vielen Menschen wird außerdem die Bequemlichkeit dieser Anwendung geschätzt, denn viele der Darmpräparate sind in Tabletten- oder Kapselform erhältlich, sodass eine derartige Darmreinigung einfach in den Alltag integriert werden kann.

Wer keine Präparate mit Ballaststoffen verträgt oder den Körper zusätzlich mit hochwertigen Mineralstoffen versorgen möchte, kann auf sogenannte kollodiale Mineralien zurückgreifen. Diese sind in der Lage, die in der Darmwand abgelagerten Schlacken langsam herauszulösen. Hierfür trinkt man über einen Zeitraum von mehreren Wochen spezielle kollodiale Mineralien in Wasser verdünnt.

Eine sehr starke Darmreinigung erreicht man durch die Einnahme von Rizinusöl. Durch dessen extrem abführende Wirkung kommt es zu einer vollständigen Darmentleerung. Die Rizinusölkur sollte nicht länger als zwei Tage durchgeführt werden.

Auch eine Fastenkur trägt maßgeblich zur Darmreinigung bei. Gute Erfolge werden von der F.X. Mayr-Kur berichtet, die in Kombination mit Bittersalz und dem Verzehr von Milch und getrockneten Brötchen durchgeführt wird. Durch diese sehr leicht verdauliche Ernährung und das gründliche Kauen, das ein wesentlicher Bestandteil dieser Kur ist, lösen sich die Schlacken im Darm. Durch die tägliche Einnahme von Bittersalz können die vorhandenen Gärungs- und Fäulnissubstanzen beseitigt werden.

Überhaupt war es seinerzeit Dr. F.X. Mayr, der erkannte, dass die im Darm entstehenden Giftstoffe entscheidend dazu beitragen, ob ein Mensch gesund oder krank ist. Auf dieser Erkenntnis baute er sein Fastenprogramm auf, wobei er die Schonung des Verdauungstraktes als wesentliche Grundlage der Regeneration bewertete.

Die Reinigung der Darmwände wird durch eine ballaststoffreiche Ernährungsweise unterstützt, die ergänzend zu diversen Darmreinigungsprogrammen erfolgen kann.

Fasten

Schon vor Jahrtausenden wurde Fasten in verschiedenen Kulturen zur Gesunderhaltung praktiziert. Auch von Hippokrates weiß man, dass er das Weglassen von fester Nahrung empfahl, um Krankheiten zu lindern, gemäß dem Motto „den inneren Arzt wirken zu lassen".

Noch heute ist Fasten in verschiedenen Religionen fest verankert, sei es bei Muslimen, die während des Fastenmonats von Sonnenaufgang bis Sonnenuntergang enthaltsam leben oder bei Christen, bei denen die österliche Fastenzeit mit Aschermittwoch beginnt und 40 Tage bis zur Karwoche andauert. Auch von buddhistischen Mönchen und Nonnen kennen wir den Nahrungsverzicht, indem diese täglich ab mittags fasten.

Obwohl heutzutage in unserer westlichen Gesellschaft die religiös motivierten Fastenzeiten nicht mehr so strikt gehandhabt werden wie noch im vorigen Jahrhundert, so geht man in Deutschland von etwa 3 Millionen Menschen aus, die regelmäßig fasten. Die Motivation hierfür liegt allerdings meistens in Schönheitsidealen begründet, um einige Kilos zu verlieren. Aber auch gesundheitliche Gründe sind für viele Menschen Anlass genug, um für eine gewisse Zeit die Nahrungszufuhr einzuschränken.

Wenn man sich vorstellt, dass im Laufe eines Lebens durchschnittlich bis zu 50 Tonnen Nahrungsbrei und 50.000 Liter Flüssigkeit den Darm passieren, erahnt man, wie viel Arbeit der Verdauungstrakt täglich leisten muss. Auch die Tatsache, dass die Verdauung täglich ca. 35 % unseres verfügbaren Energiehaushaltes verbraucht, macht deutlich, was wir unserem Körper durch das Essen zumuten.

Aus all den zugeführten Lebensmitteln, die zumeist aus einem undefinierbaren chemischen Allerlei wie Konservierungs- und Zusatzstoffen bestehen, müssen die an der Verdauung beteiligten Organe mit viel Energieaufwand nutzbare Einzelsubstanzen herstellen.

Außerdem wird im Verdauungstrakt zwischen Gut und Böse unterschieden, indem die nicht benötigten oder gar schädlichen Stoffe über den Darm wieder ausgeschieden werden. All dies macht deutlich, wie groß die Herausforderung ist, mit der die beteiligten Organe täglich konfrontiert werden.

Und dass eine Entlastung durch Nahrungsverzicht zu gesundheitlichen Verbesserungen führen kann, verwundert dann nicht mehr. Dass der Verzicht auf Nahrung gesundheitsfördernd sein kann, lehrt uns die Natur an sehr anschaulichen Beispielen. Denken Sie an dieser Stelle an Ihren Hund oder Ihre Katze – was machen Ihre Haustiere, wenn sie kränkeln? Ja, sie legen sich in eine Ecke, wollen ihre Ruhe haben und verzichten freiwillig auf Fressen und Trinken. Erst wenn es ihnen wieder besser geht, kriechen sie aus ihrem Körbchen hervor und nehmen wieder Nahrung zu sich.

Wir Menschen verhalten uns nicht wesentlich anders. Wenn wir kränkeln, vermeiden wir auch die Aufnahme von Nahrung. Insbesondere betrifft dies Krankheiten, die mit dem Verdauungstrakt in Verbindung stehen wie Erbrechen, Durchfall und Übelkeit. Instinktiv verzichten wir auf Nahrung, sodass der Verdauungstrakt durch die Schonung gesunden kann.

Bei diesem Verzicht auf Nahrung handelt es sich zwar um einen eher unfreiwilligen Verzicht, aber dennoch zeigt uns dieser, dass wir durch die Enthaltsamkeit zum Gesundungsprozess beitragen.

Wenn wir von Fasten sprechen, meinen wir zwar den bewussten Verzicht auf feste Nahrung, aber das Ziel ist das Gleiche: Wir verzichten, um gesünder zu werden. Während der Fastenzeit versorgt sich der Organismus aus den vorhandenen Stoffwechseldepots, wofür er keine Stoffwechselenergie aufbringen muss. Dies führt zu einer umfangreichen Entlastung aller Stoffwechselprozesse, sodass sich der Körper auf wesentliche Aufgaben konzentrieren kann wie das Ausscheiden von Schadstoffen, die Ausheilung von Entzündungen und die Aktivierung der Selbstheilungsprozesse.

Die Energie, die der Organismus für die sonst übliche Verdauungsleistung aufbringen müsste, kann nun anderweitig eingesetzt und dem Gesundungsprozess zur Verfügung gestellt werden. Dabei spielt die Entlastung des Verdauungstrakts und insbesondere des Darms eine wesentliche Rolle. Indem der Darm quasi „in Urlaub geschickt" wird, kann das komplette Verdauungssystem zur Ruhe kommen, wovon der gesamte Organismus profitiert. Dies wird auch ermöglicht, indem der Körper durch das Fasten gereinigt und von belastenden Substanzen befreit wird.

Denn wenn auf feste Nahrung verzichtet wird, entsteht einerseits eine Entlastung des Stoffwechsels und andererseits auch eine Anregung der Entgiftungsprozesse. Hierdurch wird erreicht, dass im Körper abgelagerte fettlösliche Giftstoffe freigesetzt und über den Darm ausgeschieden werden.

Durch das Freisetzen von Giftstoffen kommt es zunächst zu einer Belastung des Körpers, wodurch die Ausschcidungsorgane strapaziert werden. Somit ist es ratsam, während der Fastenzeit schadstoffbindende Präparate wie Kohle, Zeolith, Heilerde oder Chlorellaalgen einzunehmen. Hierdurch kann die gefürchtete „Fastenkrise" verhindert werden, die in der Regel auftritt, wenn der Körper mit zu vielen freiwerdenden Schadstoffen überflutet und belastet wird. Auch die Unterstützung der Ausscheidungsorgane (Leber und Nieren) sollte berücksichtigt werden, um Fastenkrisen bzw. Nebenwirkungen zu vermeiden.

Überhaupt sollte beim Fasten auf bestimmte Dinge geachtet werden, um keine unliebsamen Überraschungen zu erleben. So sind die Einnahme von schadstoffbindenden Präparaten wichtig, sowie ausreichendes Trinken von kohlensäurefreiem Wasser (2–3 Liter täglich) und leichte Bewegung. Hierdurch können die Wirksamkeit des Fastens deutlich gesteigert und der Fettstoffwechsel angekurbelt werden. Durch die Bewegung wird außerdem erreicht, dass man dem Muskelabbau entgegenwirkt, der durch eine reduzierte Nahrungszufuhr auftreten kann. Das Durchführen von Einläufen kann das Fasten und die Darmentlastung unterstützen.

Zu bedenken ist auch, dass durch das Fasten Glutathionreserven aufgezehrt werden. Dies ist insbesondere dann der Fall, wenn das Fasten über einen längeren Zeitraum stattfindet. Um dem entgegenzuwirken, sollte man für eine zusätzliche Glutathioneinnahme sorgen.

Zu den bekanntesten Fastenkuren gehören Heilfasten, Früchtefasten, Buchingerfasten, Saftfasten, Basenfasten, Teilfasten und die Schrothkur. Viele Wellness- und Gesundheitshotels bieten entsprechende Kuren an, bei denen man durch fachliches Personal begleitet wird, sodass man sich nicht allein Zuhause durch die Fastenzeit mühen muss.

Prinzipiell lassen sich Fastenkuren auch ohne eine Begleitung durchführen, allerdings fällt das Durchhalten meistens schwerer. Spätestens wenn durch das Fasten unliebsame Beschwerden auftreten wie Kopfschmerzen, Schwindel oder extreme Müdigkeit, wird das Durchhaltevermögen auf die Probe gestellt. Die ersten drei Tage gelten als besonders hart, weil sich während dieser Zeit die Gedanken auffallend häufig mit dem Thema Essen beschäftigen.

Vor Beginn einer Fastenkur sollte man sich mit seinem Therapeuten, sei es ein Arzt oder Heilpraktiker, besprechen. Besonders wenn das Fasten länger als eine Woche andauern soll, ist eine medizinische Begleitung anzuraten. Wer erst vor kurzer Zeit eine Krankheit überstanden hat, unter Diabetes oder chronischen Hauterkrankungen wie Neurodermitis und Psoriasis leidet, sollte auf Fasten verzichten oder dies nur in sehr enger Abstimmung mit einem Therapeuten und möglicherweise nur stationär durchführen.

Für einige Menschen kommt Fasten nicht in Betracht, zu dieser Risikogruppe zählen unter anderem Personen mit Untergewicht, Essstörungen, Krebserkrankungen, einer schweren Herzerkrankung oder psychischen Problemen. Auch bei einer Schwangerschaft und während der Stillzeit sollte auf Fasten verzichtet werden.

Berücksichtigt werden sollte auch, ob bereits mehrere Operationen erfolgt sind und welche Medikamente regelmäßig eingenommen werden.

Hydrolysate – Verzicht auf feste Nahrung

Hydrolysate, die auch als Protein- oder Aminosäuren-Hydrolysate bezeichnet werden, wurden ursprünglich für Säuglinge und Babys entwickelt, bei denen eine erhöhte (erbliche) Allergieneigung vorliegt. Da Neugeborene über eine unzureichende Darmflora verfügen, infolgedessen artfremdes Eiweiß wie beispielsweise Kuhmilch zu Problemen führen kann, wird diese hypoallergene Säuglingsnahrung zur Allergieprävention eingesetzt. Das in diesen Produkten enthaltene Eiweiß wurde durch Hydrolyse gespalten oder denaturiert, sodass es von Säuglingen besser verstoffwechselt werden kann.

Mittlerweile haben sich Hydrolysate auch bei der Behandlung von hochallergischen Erwachsenen etabliert sowie bei einer extrem geschädigten Darmflora, entzündlichen Darmerkrankungen, Intensivpflegepatienten und bei Strahlen- und Zytostatikaschäden des Darms.

Hydrolysate bestehen aus Pulver, das mit etwas Wasser zu einer flüssigen Mahlzeit zubereitet wird. Wesentlich für den Erfolg dieser besonderen Fastenmaßnahme ist der komplette Verzicht auf feste Nahrung während dieser Fastentage.

Während der Ernährung mit dieser Flüssignahrung wird der gesamte Verdauungstrakt und hier insbesondere der Darm entlastet. Nach dieser Erholungsphase, während der sich der Darm beruhigen und etwas regenerieren kann, wird in ganz kleinen Schritten die feste Nahrung wieder eingeführt.

Normalerweise steht dann jeden weiteren Tag nur ein einziges neues Nahrungsmittel auf dem Speiseplan, sodass das Frühstück auch schon mal aus einem Stück gekochtem Rindfleisch bestehen kann. Als Ergänzung wird die

Ernährung mit den Hydrolysaten vorübergehend beibehalten. Im Laufe der Zeit wird diese dann ausgeschlichen, sodass nach wenigen Wochen die Ernährung wieder ausschließlich aus fester Nahrung besteht.

Die Basis der Hydrolysate besteht aus Molke, Kasein, Soja oder freien Aminosäuren. Je stärker die Präparate hydrolysiert und mit Aminosäuren versetzt sind, umso weniger Allergencharakter besitzen sie. Allerdings sind sie in dieser Form auch am teuersten, sodass eine Dose im Durchschnitt 40,- € kostet. Bei einem täglichen Verzehr von einer Dose ist diese Ernährungsweise dementsprechend teuer, zumal Krankenkassen die Kosten in der Regel nicht übernehmen.

Neben den beachtlichen Preisen besteht ein weiterer Nachteil darin, dass die Präparate meistens auf Basis von Glukose hergestellt werden. Da Glukose jedoch ein Hauptnährstoff des unliebsamen Candida-Hefepilzes ist, läuft man Gefahr, dass man genau diesen Mitbewohner füttert und zum Verbleib animiert, obwohl man ihn ja eigentlich loswerden möchte. Eine Lösung besteht in den glukosefreien Hydrolysaten, von denen es derzeit nur wenige Produkte gibt und die ca. 160,- € pro Dose kosten.

In schwerwiegenden Fällen, bei denen aufgrund des erkrankten Darms zahlreiche Nahrungsmittelunverträglichkeiten vorliegen und demzufolge nur noch extrem wenige Nahrungsmittel vertragen werden, ist eine therapeutische Begleitung unerlässlich, möglicherweise ist sogar eine stationäre Behandlung erforderlich.

Dies gilt insbesondere für diejenigen, die möglicherweise mehrere Tage lang auf die Zufuhr von fester Nahrung verzichten sollten, um den strapazierten Darm zur Ruhe zu bringen. In spezialisierten Kliniken werden die Patienten auf eine Ernährung mit einer sogenannten Hydrolysatnahrung eingestellt, die in der Regel zwischen 3 und 5 Tagen andauert.

Die Hydrolysate sind in der Regel so hochwertig aufbereitet, dass sie über alle notwendigen Nährstoffe verfügen und somit keine Zufuhr von weiteren Nahrungsmitteln erforderlich ist.

Welche Fastenvariante ist die richtige?

Egal für welche Fastenvariante man sich entscheidet – wichtig ist immer, dass sie nur durchgeführt werden darf, wenn dies auch körperlich zu verantworten ist. Zwar profitiert der Körper in der Regel von der Fastenzeit, aber man darf nicht außer Acht lassen, dass der Organismus durch die sehr eingeschränkte Nahrungszufuhr zunächst in einen geschwächten Zustand geführt wird. Dies ist auch ein Grund, warum Fasten nicht nebenher geschehen kann und die Fastenzeit möglichst auf arbeitsfreie Tage gelegt werden sollte.

Welche der jeweiligen Fastenmethoden die persönlich richtige ist, hängt von verschiedenen Faktoren und Vorlieben ab. Wer z. B. von einer Zöliakie, Glutenintoleranz oder Weizenallergie betroffen ist, sollte auf keinen Fall eine F.X.-Mayr-Kur durchführen, weil hierbei Weizenbrötchen verzehrt werden, die bei diesen Personen unverträglich sind.

Entscheidend bei der Wahl der „richtigen" Fastenvariante sollte auch sein, welcher Zweck mit dem Fasten verfolgt wird, denn auch wenn es bei jeder Fastenart um eine Entlastung des gesamten Organismus geht, so hat dennoch jede einzelne ihren besonderen Fokus.

Während bei dem Basenfasten der Säure-Basen-Haushalt im Mittelpunkt steht, geht es beim Früchtefasten um die Eiweißreduktion und bei der F.X.-Mary-Kur um die Optimierung der Verdauung und Stoffwechselentlastung. *Es macht also Sinn, sich vor der Entscheidung umfassend zu informieren und sich gegebenenfalls mit einem Therapeuten zu besprechen, um den bestmöglichen persönlichen Gewinn aus der Fastenkur ziehen zu können.*

Das sollten Sie auch wissen

- Die Einleitung der Fastentage erfolgt häufig durch eine Darmreinigung, die durch das Trinken von Glaubersalz oder FX-Passage-Salz möglich ist. Hierfür werden ca. 20 mg Salz in einem Glas mit warmem Wasser aufgelöst und zügig getrunken. Innerhalb weniger Minuten stellen sich hierdurch eine oder mehrere flüssige Darmentleerungen ein.

- Wer eine grundsätzliche Ernährungsumstellung anstrebt, um von seinen ungesunden Leckereien loszukommen, oder weil die bisherigen Lieblingsspeisen nicht unbedingt einer darmfreundlichen Ernährungsweise entsprechen, kann mit einer Fastenkur einen idealen Einstieg erreichen, um die Umstellung der Ernährung einzuleiten und zu erleichtern.

- Die Fastenzeit kann durch Einläufe, oder die Colon-Hydro-Therapie unterstützt werden, um freiwerdende Schadstoffe auszuleiten und den Organismus zu entlasten. Dies lindert oder verhindert die oft gefürchteten Fastenkrisen, bei denen es zu Kopfschmerzen oder Übelkeit kommt.

Physikalische Methoden

Je stärker die Darmgesundheit in eine Schieflage geraten ist, umso mehr empfiehlt es sich, die Darmsanierung durch physikalische Mittel zu unterstützen.

Am häufigsten kommen hier Einläufe und die Colon-Hydro-Therapie zum Einsatz, aber auch ein kleines Kunststoffröhrchen, das im weiteren Verlauf dieses Kapitels genauer beschrieben wird, kann große Wunder bewirken.

Auch wenn die physikalischen Methoden eine große Unterstützung für viele Menschen sind, kann es in Einzelfällen passieren, dass die Anwendungen nicht vertragen werden. Aus diesem Grund ist es immer wichtig, vorher mit dem behandelnden Arzt Rücksprache zu halten.

Einlauf

Einläufe wurden schon vor einigen hundert Jahren von gesundheitsbewussten Menschen zur Reinigung des Darms angewandt. Einige Quellen verweisen sogar darauf, dass Einläufe zu den ältesten Naturheilmethoden gehören sollen, auch Hippokrates war ein großer Anhänger derartiger Darmreinigungen. Ziel der Einläufe war es auch damals schon, durch die Beseitigung von belastenden Abfällen aus dem Darm eine Verbesserung der Gesundheit zu erreichen. So wurden Einläufe bei unterschiedlichsten Krankheitsbildern eingesetzt, egal ob bei Fieber, Blähungen, Verstopfung oder Kopf- und Gliederschmerzen.

Damals war es ganz normal, den Darm regelmäßig durch Einläufe zu reinigen, doch heute ist es zur Seltenheit und einem Tabuthema geworden, über das niemand gerne spricht. Doch seit einigen Jahren erlebt der Einlauf eine Renaissance, was darauf zurückzuführen ist, dass sich immer mehr Menschen mit dem Thema „Entgiften und Entsäuern“ beschäftigen.

Einlaufgeräte, die in der Fachsprache auch als Irrigator oder Klistier bezeichnet werden, sind Kunststoffbehälter mit einem Gummischlauch und einer Einführhilfe. Man kann sie in Apotheken, Sanitätshäusern und speziellen Internetshops erwerben.

Einläufe wirken in mehrfacher Hinsicht gesundheitsfördernd. Denn es werden hierdurch nicht nur belastende Substanzen und Ablagerungen von den letzten 50 cm des Darms gelöst und aus dem Körper herausgespült, sondern es kommt außerdem zu einer Aktivierung von Reflexpunkten im Darm, die die Selbstheilung unterstützen.

Über die benötigte Anzahl der Einläufe gibt es unterschiedliche Ansichten, einige Therapeuten empfehlen, zu Beginn täglich zwei Einläufe vorzunehmen und im weiteren Verlauf auf einmal täglich zu reduzieren. Erfahrungen zeigen jedoch, dass es wohl auf die persönliche Situation ankommt und die Häufigkeit individuell festgelegt werden sollte.

Einläufe kann man sehr bequem zu Hause durchführen und am besten im Badezimmer, damit der Gang zur Toilette möglichst kurz ist. Für den Einlauf eignet sich handwarmes Wasser am besten, dieses sollte möglichst destilliert oder gefiltert sein. Je nach Beschwerden wird das Wasser mit verschiedenen Substanzen angereichert wie z. B. mit Katzenminze, Kamille oder Schafgarbe. Als besonders effektiv gelten hochwertige (kollodiale) Mineralstoffe, Brottrunk® und andere Milchsäureprodukte.

Während Schafgarbe insbesondere die Drüsen, den Magen und die Leber unterstützt, wirkt sich Katzenminze beruhigend aus und lindert Blähungen. Wenn man diese Zutaten in Kräuterform verwendet, benötigt man einen Teelöffel Kräuter auf 1,5 Liter Wasser. Für Kinder nimmt man geringere Mengen. Wenn man Brottrunk® verwendet, kann man eine Spritze mit je 10 ml Wasser und Brottrunk® aufziehen und zweimal täglich rektal einführen.

Milchsäure, wie sie in Brottrunk® enthalten ist, eignet sich insbesondere für die Sanierung des Enddarms. Hier kann man zwischen zwei verschiedenen Anwendungsmöglichkeiten wählen:

1. Man legt sich auf die linke Körperseite und lässt 100 ml über das Klistier in den Darm einlaufen. In dieser Position lässt man den Brottrunk® 15 Minuten einwirken und legt sich anschließend jeweils für weitere 15 Minuten auf den Bauch, den Rücken und abschließend auf die rechte Seite. Danach entleert man den Darm in der Toilette.
2. Alternativ kann der Einlauf auch mit verdünntem Brottrunk® durchgeführt werden. Hierzu wird das Einlaufgerät mit 100 ml Brottrunk® und 1 Liter Wasser gefüllt. Für das Einlaufen lassen in den Darm legt man sich auf die linke Körperhälfte und nach dem Entleeren des Einlaufgerätes auf den Rücken. Nun versucht man, die Flüssigkeitsmenge so lange wie möglich zu halten und entleert sich, sobald dies der Druck auf den Darm anzeigt.

Kaffeeeinlauf

Kaffee ist nicht gerade als Gesundheitselixier bekannt, und trotzdem sollen Kaffeeeinläufe gesundheitsförderlich sein? Ja, das ist tatsächlich so, denn das oft gefürchtete Koffein wirkt in Form von Einläufen ganz anders als beim Kaffeetrinken.

Schon vor fast 100 Jahren wurden Kaffeeeinläufe zur Entgiftung eingesetzt. Einer der berühmtesten Anwender war seinerzeit der im Jahr 1881 in Deutschland geborene Dr. Max Gerson, der auch heute noch zu den Pionieren der ganzheitlichen Gesundheit gezählt wird. Das, was heutzutage die Umweltmedizin ausmacht, hatte Dr. Gerson schon damals in den Grundzügen erkannt, indem er eine vergiftete Umwelt und Ernährung in Kombination mit einer unzureichenden Versorgung mit Nährstoffen für die Entstehung von diversen chronischen Krankheiten (z. B. Tuberkulose) und insbesondere Krebs verantwortlich machte. Zahlreiche Krebspatienten in einem fortgeschrittenen Krankheitsstadium konnte er durch seine unkonventionellen Behandlungsmaßnahmen, zu denen auch die Kaffeeeinläufe gehörten, heilen.

Für die Ausbreitung der Krankheiten war für Dr. Gerson insbesondere eine überforderte Leber verantwortlich, die die zahlreichen Giftstoffe, die der Körper durch Umwelt und Ernährung aufnahm, nicht ausreichend beseitigen konnte. Entgiften und das Vermeiden von weiteren Schadstoffen war schon damals für Dr. Gerson die Voraussetzung, um gesund zu werden.

An diesem Punkt setzte er nicht nur seine bekannte Frischkost-Säftekur ein, sondern auch seine legendären Kaffeeeinläufe, die er im Abstand von 4 Stunden empfahl. Ziel dieser Methoden war es, die Aktivitäten der Leber zu unterstützen. Die Leberunterstützung wird dadurch erreicht, indem durch das im Kaffee enthaltene Koffein die Durchblutung und die Galleproduktion der Leber angeregt werden. Dies führt zu einer Erweiterung der Gallenwege, sodass die angesammelten Giftstoffe schneller ausgeleitet werden.

Für den Einlauf verrührt man in einem Kochtopf drei gehäufte Esslöffel gemahlenes Kaffeemehl in einem Liter Wasser. Mit geschlossenem Deckel wird die Kaffeemenge drei Minuten aufkocht und dann weitere 20 Minuten auf kleiner Stufe geköchelt. Anschließend lässt man bis auf Körpertemperatur abkühlen.

Nachdem der Kaffee gefiltert wurde, wird er mit einem herkömmlichen Einlaufgerät in den Enddarm eingeführt. Hier sollte er möglichst 12 bis 15 Minuten lang gehalten werden, damit das Koffein aufgenommen werden kann. Um eine möglichst effektive Aufnahme zu erreichen, sollte der Körper auf der rechten Seite liegen, die Beine werden in Richtung Unterleib angezogen.

Außerdem sollte man bei der Auswahl des Kaffees auf gute Qualität achten. Kommerziell hergestellter Kaffee enthält häufig Pestizide und Herbizide, wodurch die Leber zusätzlich belastet anstatt entlastet würde. Somit sollte man idealerweise biologisch angebauten Kaffee verwenden. Das Wasser sollte möglichst destilliert oder gefiltert sein, um auch hierdurch keine zusätzlichen Schadstoffe zuzuführen. Um eine möglichst effektive Wirkung zu erreichen, sollte der Dickdarm vor dem Kaffeeeinlauf entleert werden. Dies kann durch zwei einfache Einläufe mit Wasser erfolgen.

Colon-Hydro-Therapie

Die Colon-Hydro-Therapie hat sich in den letzten drei Jahrzehnten als eine moderne Weiterentwicklung der ursprünglichen Darmentleerungen in Form von Einläufen etabliert und wird mittlerweile von vielen naturheilkundlich orientierten Ärzten und Heilpraktikern angewandt.

Ursprünglich stammt die Colon-Hydro-Therapie aus der Raumfahrtforschung der NASA, wo sie für Astronauten entwickelt wurde, die sich länger im Weltall aufhielten.
In den USA machte man sich diese Errungenschaft bereits in den frühen 70-er Jahren als Therapieform zunutze und setzte sie in der Naturheilkunde ein, um den Dickdarm zu entleeren und krankmachende Bestandteile der Mikroflora zu entfernen.

Die bekannte amerikanische Naturheilkundeärztin Gloria Gilbere weist in ihrem Buch „I Was Poisened By My Body“ auf die große Bedeutung der Colon-Hydro-Therapie hin. Sie selbst erlebte eine langjährige Erkrankung, deren Ursprung sie in der Selbstvergiftung ihres Körpers sah, die aufgrund von Rückvergiftungen durch Darmrückstände entstand. Für Gloria Gilbere war die Colon-Hydro-Therapie einer der wichtigsten Therapiebestandteile. Sie verdankt ihr sogar ihr Leben, wie sie in ihrem Buch deutlich zum Ausdruck bringt: „Die Colon-Hydro-Therapie rettete mir das Leben.“

Doch was ist die Colon-Hydro-Therapie nun eigentlich? Vereinfacht ausgedrückt könnte man sie als eine Weiterentwicklung der altbekannten Einläufe betrachten, allerdings kann durch die moderne Technik der Colon-Hydro-Therapie der Dickdarm in seiner gesamten Länge von 1,80 Metern gereinigt werden. Im Gegensatz zum Einlauf, durch den nur 20 bis 30 cm erreicht werden, werden bei der Colon-Hydro-Therapie portionsweise geringe Wassermenge eingeflößt, um eine schnelle Überdehnung des Enddarms zu verhindern. Dies hat den Vorteil, dass der Darminhalt aufgeweicht wird und an der Darmwand anhaftende Stuhlrückstände, Bakterien, Pilznester und Parasiten entfernt werden können.

Das in den Dickdarm eingeführte warme Wasser (ca. 10 Liter pro Sitzung) wird über ein in sich geschlossenes System über ein Plastikspekulum eingeführt und durch einen Abflussschlauch wieder ausgeleitet. Mit diesem Wasser wird der gelöste Darminhalt aus dem Dickdarm ausgeschieden, ohne dass unangenehme Gerüche nach außen dringen.

In einem Sichtfenster am Spülgerät kann der jeweilige Darminhalt verfolgt werden, sodass ein erfahrener Therapeut sogar nützliche Rückschlüsse auf das Darminnenleben aus diesen Kotresten ziehen kann. Nicht selten können hier Kotbestandteile beobachtet werden, die schon seit Wochen oder Monaten, teilweise sogar seit Jahren, im Darm deponiert waren.

Werden diese alten und schädlichen Darminhalte, die unter anderem aus abgestorbenen Zellbestandteilen, Darmpilzen und Fäulniskeimen bestehen, nicht entfernt, können sie Reizungen und Entzündungen an der Darmschleimhaut verursachen und eine Regeneration der Darmflora erschweren. Nach dem Entfernen dieser Kotreste können Entzündungen wesentlich besser abheilen, und die Darmflora kann sich schneller regenerieren.

Die Effektivität der Colon-Hydro-Therapie wird meistens durch eine leichte Bauchmassage und gezielte Handgriffe unterstützt, die der Therapeut während der Anwendung durchführt. Hierbei kann er mögliche Problemzonen ertasten und das Wasser gegebenenfalls in diesen Bereich lenken, sodass sich Verkrustungen besser auflösen können.

Durch wechselnde Temperaturen des Wassers, die zwischen 21 °C und 41 °C liegen, kann eine noch bessere Wirksamkeit erreicht werden, weil sich der Darm hierdurch nicht verkrampft, sondern entspannt und eine verbesserte Darmtätigkeit herbeiführt. Einige Therapeuten empfehlen den Zusatz von Sauerstoff, Kaffee, Essig oder Milch, um hierdurch eine noch bessere Wirkung der Darmspülung zu erreichen.

Normalerweise wird die Colon-Hydro-Therapie kurmäßig zweimal wöchentlich über einen Zeitraum von ca. 5 Wochen durchgeführt. Leider wird von Patienten immer wieder berichtet, dass einige Therapeuten die Darmspülung wesentlich häufiger und sogar sehr exzessiv einsetzen. Von 30, 40 und noch mehr Anwendungen ist in einigen Fällen die Rede.

Grundsätzlich kann man davon ausgehen, dass die erforderliche Anzahl der Sitzungen von dem jeweiligen Krankheitsbild abhängt. Je schwerwiegender die Symptome sind, umso mehr Anwendungen sind in der Regel angezeigt, und umso öfter sollten sie zu Beginn der Therapie erfolgen. So werden bei stark ausgeprägten Krankheitsbildern anfangs wöchentlich 2 bis 3 Spülungen durchgeführt, im weiteren Therapieverlauf ist es dann meistens eine Sitzung pro Woche.

Die Liste der Krankheiten, bei denen die Colon-Hydro-Therapie zu gesundheitlichen Verbesserungen führen kann, ist sehr lang und beginnt bei Nahrungsmittelunverträglichkeiten, Reizdarm, Mykosen, häufigen Blähungen und Verstopfungen und reicht bis zu Darmkrämpfen, Neurodermitis, Schuppenflechte, Akne, Migräne und Mundgeruch.

Erstaunlicherweise stellen sich aber meistens nicht nur Verbesserungen bei diesen Krankheitsbildern ein, sondern zusätzlich verbessern sich begleitend auch noch diverse andere Beschwerden, die womöglich nicht so im Vordergrund des Krankheitsgeschehens stehen. Besonders häufig wird in diesem Zusammenhang von einer Verbesserung des Immunsystems berichtet.

Viele gesundheitsbewusste Menschen nutzen die Colon-Hydro-Therapie auch als vorbeugende Maßnahme zur Erhaltung der Gesundheit und zur Unterstützung der Verdauung.

Ein Nachteil der Colon-Hydro-Therapie besteht darin, dass neben den schädlichen auch die nützlichen Bakterien ausgespült werden. Dies macht besonders bei einer stark geschädigten Darmflora die gleichzeitige Einnahme von Probiotika erforderlich. Durch den durch die Colon-Hydro-Therapie gereinigten Boden wird es den nützlichen Bakterien erleichtert, sich dauerhaft anzusiedeln.

Auch die Tatsache, dass durch die Colon-Hydro-Therapie nur der Dickdarm, nicht jedoch der Dünndarm gereinigt wird, darf nicht unbeachtet bleiben. Somit kann eine Darmreinigungskur, die auf die Säuberung des Dünndarms ausgerichtet ist und aus verschiedenen Kombinationsprogrammen (z. B. Flohsamen und Mineralien) besteht, die Colon-Hydro-Therapie sinnvoll ergänzen.

Des Weiteren darf nicht vergessen werden, dass es einige Kontraindikationen gibt, die es zu berücksichtigen gilt. Hierzu zählen Darmoperationen, ein künstlicher Darmausgang, Schwangerschaft, Angina pectoris sowie Herz -und Kreislaufprobleme. Bei einem schwachen Kreislauf sollte die Anwendung nicht bedenkenlos erfolgen, da es hierbei mitunter zu einem Versagen des Herzens oder der Nieren kommen kann.

Neben den diversen Kontraindikationen sollte man außerdem bedenken, dass eine falsche Anwendung der Colon-Hydro-Therapie zu Verletzungen an der Darmwand führen kann. Hieraus können nicht nur Bauchschmerzen resultieren, sondern auch Darmblutungen.

Dies macht deutlich, wie wichtig es ist, einen erfahrenen Therapeuten zu konsultieren, sodass dieser die persönliche Eignung unter Berücksichtigung einer ausführlichen Anamnese feststellen kann.

Mit dem ANO geht die Luft raus

Wer unter starken und regelmäßig auftretenden Blähungen leidet, ist froh über jede Möglichkeit, die zu einer Verbesserung dieses lästigen Übels beiträgt. Und manch einer geht in seiner immer größer werdenden Not auch etwas unkonventionellere Wege.

Obwohl es eine vergleichbare Anwendung schon seit über tausend Jahren in China unter dem Namen „die Flöte“ gibt, und diese auch in Deutschland vor 100 Jahren bereits eingesetzt wurde, gilt der Einsatz eines einfachen Kunststoffröhrchens in heutiger Zeit als ein Geheimtipp.

Hierbei handelt es sich um ein einfaches Röhrchen, das in den Darm eingeführt wird und unter dem Namen „ANO“ bekannt ist. Wer früher etwas auf sich hielt, ließ sich ein derartiges Röhrchen sogar extra in vergoldeter Variante anfertigen.

Mittlerweile wurden dem ANO schon einige Artikel in Fachbüchern gewidmet, trotzdem muss man heutzutage immer noch ein bisschen Glück haben, dass man eine Empfehlung von seinem Therapeuten bekommt, den ANO in die Therapie einzubeziehen. Zu unbekannt ist dieses einfache Hilfsmittel in unserer heutigen Zeit.

Der ANO ist ein Darmpessar, wiegt nur 5 Gramm und wird bei verschiedensten Verdauungsproblemen, aber auch bei anderen Gesundheitsproblemen wie z. B. Leberstörungen, Anämien, bei Erkrankungen des Immunsystems und intestinalen Autointoxikationen eingesetzt. Besonders bei Blähungen gilt das Darmröhrchen als ein geschätztes Hilfsmittel und trägt dazu bei, dass die im Darm entstandenen Gase entweichen können.

Der ANO ist ein ergonomisch geformtes 7 cm langes Kunststoffröhrchen mit einer Öffnung, die sich längs durch das Röhrchen zieht. Er wird in den After eingeführt und in dieser Position über mehrere Stunden getragen. Am sinnvollsten ist das Tragen während der Nacht, sodass der ANO abends nach der letzten Darmentleerung eingeführt und morgens wieder entnommen wird. Besonders nachts verbleibt viel Luft im Darm, die nicht abfließen kann. Hier kann der ANO auf einfache Weise Abhilfe schaffen.

Wer tagsüber zu Hause ist, kann den ANO auch sehr gut zu dieser Tageszeit tragen. Gerade zu Beginn der Anwendung ist dies sinnvoll, weil der ANO am Anfang schon mal leicht verstopfen kann. So lässt er sich tagsüber besser kontrollieren und zwischendurch reinigen. Die Reinigung erfolgt nicht mit scharfen Putzmitteln, sondern ganz einfach mit warmem Wasser, etwas Seife und einem Pfeifenreiniger.

Anfangs macht sich die abgehende Luft in der Regel durch ein leichtes Zischen akustisch bemerkbar. Da sich dieses Geräusch nicht wie das übliche Pupsen anhört, sondern eher wie ein Magengrummeln, ist es deutlich salonfähiger. Die Geräusche werden aber kaum wahrgenommen, wahrscheinlich nur vom Träger selbst und kaum von anderen Menschen. Bei einigen Personen treten auch gar keine akustischen Signale auf.

Die ersten 2 Tage sind oft etwas gewöhnungsbedürftig, aber danach wird das Tragen des Darmröhrchens kaum noch wahrgenommen. Sogar Sport ist meistens ohne große Schwierigkeiten möglich.

Je länger das Darmröhrchen getragen wird, desto weicher und flacher wird bei vielen Trägern der Bauch. Dies wird dadurch möglich, dass der Überdruck im

Dick- und Dünndarm und dem Magen abgebaut wird und sich somit der gesamte Bauchinnendruck reduziert. Auch die Verdauung ändert sich, was sich durch eine farbliche Veränderung des Stuhlgangs zeigt, indem dieser zunächst dunkler und nach 2 Wochen wieder heller wird.

Außerdem lässt der Geruch mit der Zeit nach. Ein erfreulicher Nebeneffekt der Anwendung stellt sich häufig bei Personen mit Hautproblemen ein. Hier kommt es im Laufe der Zeit zu einer Verbesserung des Hautbildes, sei es bei Akne, Schuppenflechte oder Neurodermitis. Aber auch andere gesundheitliche Verbesserungen können sich lt. den Erfahrungen der Anbieter zeigen, wie etwa bei Gallenleiden, Kopfschmerzen, Nervenerkrankungen und Herzleiden.

Bauchmassage

Eine Bauchmassage wird begleitend zu einer Colon-Hydro-Therapie durchgeführt, aber auch als eigenständige Anwendung kann sie sich sehr positiv auf die Darmgesundheit und die gesamte Verdauung auswirken. Durch die Massage werden eine Entspannung des Bauches und des Darms, sowie eine verbesserte Durchblutung aller Bauchorgane erreicht.
Hierdurch kommt es nicht nur zu einer Linderung von Blähungen und Bauchschmerzen, sondern auch zu einer vermehrten Produktion der Verdauungssäfte.

Die Bauchmassage kann man durch einen erfahrenen Therapeuten durchführen lassen (wie bei der Colon-Hydro-Therapie), aber mit einfachen Mitteln kann man sie auch selbst anwenden.

Man begibt sich in Rückenlage und winkelt die Beine an. Mit warmen Händen kreist man mit der flachen Hand und leichtem Druck über den Bauch. Am besten beginnt man mit dem rechten Oberbauch und arbeitet sich in kleinen kreisenden Bewegungen hinüber zur linken Seite, bis man den Unterbauch erreicht hat.

Damit der Darm kräftig angeregt wird und die in ihm enthaltenen Gase nach außen befördert, sollten die Bewegungen im Uhrzeigersinn und synchron zur Atmung erfolgen. Wenn man stattdessen gegen den Uhrzeigersinn massiert, wird die Luft zurück in den Darm transportiert.

Durch den Einsatz von bestimmten Ölen kann die Bauchmassage effektiv unterstützt werden. Einfache Küchenöle wie Maiskeimöl oder Sonnenblumenöl reichen eigentlich aus, aber wenn man spezielle Blähungsöle verwendet, sorgen die darin enthaltenen ätherischen Öle für eine entkrampfende Wirkung. Diese Öle kann man mit geringem Aufwand selbst herstellen. Als Basis nimmt man 40 ml Mandelöl und ergänzt dieses mit je 2 Tropfen Kümmel-, Anis-, Koriander- oder Fenchelöl.

Heiße Rolle

Mit der Heißen Rolle wird die Durchblutung der Haut erhöht und eine Entspannung der Darmmuskulatur erreicht.

Für die Rolle werden zwei bis fünf Handtücher trichterförmig aufgerollt und mit ca. 1 Liter heißem Wasser durchnässt. Danach legt man die feuchte Fläche der heißen Rolle auf den Bauch. Stellenweise können die Handtücher sehr heiß sein, sodass man darauf achten muss, dass man sich keine Verbrennungen der entsprechenden Hautflächen zuzieht. Die Anwendung dauert 15 bis 20 Minuten, denn danach ist die Rolle abgekühlt.

Leibwickel

Feuchtwarme Leibwickel werden eingesetzt, wenn kolikartige Bauchkrämpfe auftreten. Hierdurch werden eine verbesserte Durchblutung und eine Beruhigung des Magen-Darmbereichs erreicht, sodass die Krämpfe nachlassen.

Für den Leibwickel wird ein Baumwollhandtuch mit warmem Wasser durchnässt und auf den Bauch gelegt. Darüber werden ein trockenes Handtuch und anschließend eine dicke Wolldecke gelegt. In liegender Position verbleibt man nun ca. 30 Minuten.

Um die Wirksamkeit zu steigern, kann man ätherische Öle wie z. B. Kümmelöl hinzunehmen. Dieses Öl massiert man vor dem Auflegen des feuchten Tuches in die Bauchdecke ein und träufelt einige Tropfen auf das feuchte Innenhandtuch.

Säure-Basen-Haushalt

Nicht nur bei fast jeder chronischen Erkrankung, sondern auch bei einer Darmsanierung sollte der Säure-Basen-Haushalt berücksichtigt werden, denn eine ausreichende Versorgung mit Mineralstoffen ist eine grundlegende Voraussetzung für eine funktionierende Verdauung.

Übersäuerung führt nach dem Verständnis der Naturheilkunde oftmals zu einer Verschlackung des Organismus und des Stoffwechsels. Infolgedessen kommt es zu einer Belastung aller Körperzellen und zu Störungen von Selbstregulationsmechanismen.

Während im Darm ein alkalisches Milieu eine krankmachende Darmflora begünstigt und auch der Magen zur Produktion der Magensäure eine saure Umgebung benötigt, sollte sich fast der ganze restliche Körper in einem basischen Gesamtmilieu bewegen und einen durchschnittlichen pH-Wert von ca. 7 pH erreichen.

Damit überschüssige Säuren abgefangen werden können, verfügt der Körper über ein sogenanntes Puffersystem. Dieses hat eine begrenzte Kapazität, sodass ein Überschuss an Säuren nicht kompensiert werden kann. Hiervon werden hauptsächlich schlecht durchblutete oder entzündete Körperbereiche in Mitleidenschaft gezogen, denn in diesen Regionen lagern sich die überschüssigen Säuren vorrangig ab.

Ist der Körper also übersäuert, treten diverse gesundheitliche Probleme in Erscheinung. Auch Enzyme sind betroffen, weil sie ihr volles Potential in einem übersäuerten Umfeld nicht entfalten können, sodass Verdauungsbeschwerden auftreten können. Neben Durchfall, Blähungen und Bauchschmerzen kommt es auch zu einer unzureichenden Bereitstellung von Energie, sodass man schnell erschöpft und müde ist.

Die Grundlage für ein basisches Körpermilieu bildet eine basenbildende Ernährungsweise. Säurebildner wie Kaffee, Zucker, Alkohol und diverse andere sollten auf ein Minimum beschränkt werden. Stattdessen sollte man überwiegend basenbildende Lebensmittel verzehren, sodass die tägliche Ernährung zu etwa 75 % aus Gemüse, Salat und Obst besteht.

Ergänzend können bestimmte Basenmittel eingesetzt werden, die den Säure-Basen-Haushalt unterstützen. Wie bereits mehrfach in diesem Buch erwähnt, ist darauf zu achten, dass diese Präparate nicht auf Carbonatbasis hergestellt sind, weil diese sich ungünstig auf die Magensäure und Darmflora auswirken.

Auch eine intakte Darmflora ist wesentlich an einem ausgewogenen Säure-Basen-Haushalt beteiligt. Hingegen tragen krankmachende Darmbakterien mit ihren schädlichen Stoffwechselprodukten zu einer weiteren Belastung des Säure-Basen-Haushaltes bei.

Bei der Therapeutenwahl ist man gut beraten, sich für jemanden zu entscheiden, der sich gleichermaßen mit den Themen Übersäuerung und Darmsanierung auskennt.

PH-Wert – der Darm mag es sauer

Hätte ich dieses Kapitel vor einigen Jahren verfasst, es wäre ein ganz anderes geworden. Vor Jahren befasste ich mich intensiv mit dem Thema Übersäuerung und setzte alles daran, meinen Körper mit verschiedenen Maßnahmen zu entsäuern. Dazu gehörten auch Basenpräparate, die ich täglich einnahm.

Wie sehr ich damit nicht nur meiner Darmflora, sondern infolgedessen auch meiner Gesundheit schadete, lernte ich leider erst mit zeitlicher Verzögerung. Das Wissen von heute, dass bestimmte Basenpräparate für ein alkalisches Darmmilieu sorgen, war damals nämlich kaum bekannt.

Trotz eines extrem gesundheitsbewussten Lebensstils blieb meine Darmflora lange Zeit außer Rand und Band. Probiotika schienen wie Smarties nutzlos durch den Körper zu wandern. Trotz klarerer Laborbefunde wurde der extrem hohe pH-Wert des Darms von 8,2 von Therapeuten nicht beachtet. Der extremste Wert, den man erreichen kann, liegt bei 8,5 – ich war also nicht mehr weit von diesem Ziel entfernt. Bereits ein Wert ab 7 lässt eine Dominanz der Fäulnisflora vermuten, auch wenn man nur wenig tierisches Eiweiß zu sich nimmt.
Die Skala der pH-Werte reicht von 1,0 bis 14,0, wobei der pH-Wert 7 neutral ist. Im Darm ist der anzustrebende pH-Wert nicht einheitlich, sondern verändert sich in seinem Verlauf.

Während im oberen Dünndarmabschnitt ein sehr saurer Wert von ungefähr 3,0 vorliegen sollte, wird das Milieu im weiteren Verlauf des Darms zunehmend basischer. Am Ende des Dünndarms sollte der pH-Wert bei etwa 6,0 liegen und im anschließenden Dickdarm schließlich bei 6,5.

Diese unterschiedlichen pH-Werte sind unabdingbar für die im Darm ansässigen Bakterien, denn so wie sich der pH-Wert in den jeweiligen Darmabschnitten unterscheidet, so unterscheiden sich auch die einzelnen Bakterien. Jedes Bakterium benötigt ein für sich passendes Milieu, und ist der pH-Wert in dem jeweiligen Darmabschnitt nicht passend, können die dort vorgesehenen Bakterien nicht überleben, sodass sich unerwünschte Bakterien einnisten und die nützlichen Bakterien verdrängen.

Ab einem pH-Wert von über 7 wird die Produktion von schädlichen Bakterien, Pilzen und Fäulniserregern begünstigt. Dies hat die fatale Folge, dass es zu einer Selbstvergiftung des Körpers kommt, denn der Nahrungsbrei wird nun mithilfe der schädlichen und nicht der nützlichen Darmbakterien zersetzt. Hierdurch entstehen zahlreiche Schadstoffe, die den Körper belasten und zu diversen gesundheitlichen Problemen führen. In einem sauren Milieu hingegen können die schädlichen Darmbakterien nicht überleben und werden von den nützlichen Mitbewohnern verdrängt.

Mir ist bekannt, dass es durchaus noch viele Therapeuten gibt, die es genau andersherum beschreiben und ein basisches Milieu im Darm für erstrebenswert halten. Ich hoffe für die vielen betroffenen Patienten, dass sie nicht unnötig diesen Umweg gehen müssen, den ich leider selbst viel zu lange beschreiten musste, der aber letztendlich doch noch etwas Gutes gehabt hat, denn dieses Buch wäre ohne meine eigene Reise durch zahlreiche unangebrachte Therapien nicht entstanden.

Einige dieser nutzlosen und sogar schädlichen Therapien habe ich selbst mehrfach erlebt. So wie es von vielen Therapeuten auch heute noch propagiert wird, unterstützte ich den Säure-Basen-Haushalt mit Basenpräparaten. Grundsätzlich ist nichts dagegen einzuwenden, wenn man dem Körper wichtige Mineralien zuführt und damit für ein ausgeglichenes Verhältnis des Säure-Basen-Haushaltes sorgt.

Doch was ich damals noch nicht wusste, war die Tatsache, dass derartige Basenmittel auf der Basis von Carbonaten und Natron einen großen Schaden am gesamten Verdauungsprozess anrichten können, indem sie das Milieu im Magen und Darm ungünstig beeinflussen, weil der pH-Wert zu alkalisch wird.

Doch nicht nur „die falschen" Mineralstoffe sorgen für ein alkalisches Milieu im Darm, sondern auch die Ernährung hat einen wesentlichen Einfluss. So fördert insbesondere eine stark eiweißhaltige Kost ein basisches Milieu und umfangreiche Fäulnisprozesse.

Nahrungseiweiße führen durch die bakterielle Verstoffwechselung im Dickdarm zu einer vermehrten Ammoniakbildung und Produktion von biogenen Aminen, die eine Verschlechterung einer Histaminintoleranz, aber auch eine Belastung der Leber mit sich bringen. Auch zahlreiche andere Giftstoffe werden durch eine zu eiweißhaltige Ernährungsweise produziert.

Damit man das gewünschte saure Milieu im Darm erreicht, kann man neben der Reduktion von eiweißhaltigen Lebensmitteln noch einige weitere Dinge unternehmen. So kann eine ballaststoffreiche Ernährung gute Dienste leisten, wie beispielsweise eine kurzfristige Diät, die ausschließlich aus Kartoffelbrei und

Vollkornreis besteht. Durch das erhöhte Angebot an Kohlenhydraten kommt es zu einer Stärkung der nützlichen Darmbakterien wie Lactobacillen und Bifidobakterien.

Damit sich der Erfolg einstellt, sollte die Diät mindestens eine Woche lang durchgeführt werden. Wenn eine Candida-Belastung vorliegt, sollte man allerdings auf diese Diät verzichten, weil sie dem Candida sehr viel Nahrung liefert und sich das Darmmilieu dann weiter verschlechtert.

Wer diese Diät nicht durchführen möchte oder kann, hat noch einige andere Lebensmittel zur Verfügung, um den pH-Wert zu korrigieren. Dies sind milchsäurehaltige Nahrungsmittel wie beispielsweise Joghurt, Kefir, Sauerkraut oder eingelegtes Gemüse.

Je nach Schweregrad des entgleisten Darmmilieus ist es sinnvoll, die Ernährungsumstellung durch bestimmte Präparate zu unterstützen. Zu den besonders empfehlenswerten Mitteln gehören Brottrunk®, rechtsdrehende Milchsäure, Lactulose und probiotische Milchsäuregetränke.

Auch die Einnahme von probiotischen Präparaten, die milchsäurebildende Bakterien wie Lactobacillen und Bifidobakterien enthalten, tragen zu einer verbesserten pH-Situation im Darm bei. Außerdem kann ein einfaches altbekanntes Hausmittel zu einem Absenken des pH-Wertes beitragen. Hierfür verdünnt man 1–2 TL Apfelessig in einem Glas Wasser und trinkt dies morgens auf nüchternen Magen, für Personen mit einer Histaminintoleranz kommt das jedoch nicht in Frage.

Bei all diesen Faktoren, die den pH-Wert des Darms beeinflussen, darf nicht unbeachtet bleiben, dass auch einige externe Gründe zu einem veränderten Darmmilieu führen können.

Dies sind insbesondere Nahrungsmittelintoleranzen, denen nicht mit der erforderlichen Ernährungsdisziplin begegnet wird, aber auch eine Verdauungsschwäche, die im Zusammenhang mit der Bauchspeicheldrüse, der Leber oder des Magens auftreten kann, trägt zu einer Erhöhung des pH-Wertes bei. Außerdem führt auch eine Fehlbesiedelung des Dünndarms zu einem deutlich erhöhten pH-Wert.

Die Absenkung des pH-Wertes ist häufig ein längerfristiger Prozess, sodass hier viel Geduld erforderlich ist. In wenigen Wochen wird das Ziel leider nur selten zu erreichen sein. Doch hat man nach einiger Zeit endlich das angestrebte Ziel geschafft, profitiert die Gesundheit auf vielfältige Weise von dem optimalen sauren Darmmilieu.

So freut sich auch ein angeschlagenes Immunsystem über die verbesserte Darmgesundheit, was sich durch eine funktionierende körperliche Abwehr bemerkbar macht. Auch chronische Infekte, die zuvor vergeblich durch diverse Therapien behandelt wurden, lassen sich womöglich endlich in den Griff bekommen.

Milchsäure – ein wichtiger Baustein bei der Darmsanierung

Milchsäure kommt in jeder menschlichen Zelle vor und spielt im Darm eine ganz wesentliche Rolle, wenn es um die Gesunderhaltung der Darmflora geht. Milchsäure senkt den pH-Wert ihrer Umgebung, was für die Darmflora von entscheidender Bedeutung ist.

Bei der Milchsäure gilt es, zwei Gruppen zu unterscheiden, nämlich die linksdrehende und die rechtsdrehende Milchsäure. Nur die rechtsdrehende Milchsäure ist gesundheitsfördernd. Steht im Darm ausreichend rechtsdrehende Milchsäure zur Verfügung, kann diese die linksdrehende zur Ausscheidung bringen.

Wenn man bedenkt, dass das Ziel eines ausgewogenen Säure-Basen-Haushaltes darin besteht, das Körpermilieu in einen basischen Bereich zu bewegen, dann mag es im ersten Moment widersprüchlich klingen, Milchsäure zu empfehlen.

Doch gilt es hier unbedingt zu beachten, dass der Darm eines der wenigen Organe ist, in dem ein milchsaures Milieu vorherrschen muss, weil es die Ausbreitung von pathogenen Mikroorganismen verhindert. Sobald die Darmflora zu basisch ist, eröffnet dieses Milieu den schädlichen Bakterien und Pilzen Tür und Tor, sodass diese all die nützlichen Darmbewohner verdrängen. Auch neu zugeführte Bakterien in Form von Prä- und Probiotika benötigen ein saures Milieu, um sich ansiedeln zu können.

Viele Menschen mit einer defekten Darmflora weisen ein viel zu basisches Milieu auf. Der ungünstigste Wert, der hier erreicht werden kann, liegt bei einem pH-Wert von 8,5. Sobald der pH-Wert im Darm aber bereits die 7 erreicht, gilt dieser als alkalisch und begünstigend für die Bildung von Fäulniserregern. Wird ein zu basisches Darmmilieu festgestellt, ist es ratsam, dieses durch gezielte Maßnahmen wie insbesondere die Verabreichung von rechtsdrehender Milchsäure zu senken.

Die Darmgesundheit profitiert auf vielfältige Weise von der Milchsäure. Wichtig ist auch die Tatsache, dass die Aufnahme von Ammoniak im Darm durch die Milchsäure verhindert werden kann und somit die Leber maßgeblich entlastet wird. Andernfalls müsste die Leber viel Energie aufbringen, um das Ammoniak zu entsorgen. Ein weiterer wesentlicher Aspekt ist die Tatsache, dass Milchsäure im Darm direkt zu Buttersäure umgewandelt wird. Buttersäure zählt zu den kurzkettigen Fettsäuren und wird von der Darmschleimhaut benötigt. Sie ist der Hauptlieferant zur Energiegewinnung für die obersten Darmzellen, den sogenannten Epithelzellen.

Die Wichtigkeit der Buttersäure für die Darmgesundheit wird zunehmend erkannt. Mehrfach konnte festgestellt werden, dass Patienten mit chronisch entzündlichen Darmerkrankungen wie Morbus Crohn und Colitis ulcerosa sowie Darmkrebs im Vergleich zu Gesunden erniedrigte Buttersäurespiegel aufweisen. Umgekehrt weiß man aufgrund von Forschungen an Zellkulturen, dass Buttersäure in der Lage ist, Krebszellenwachstum zu reduzieren.

Mittlerweile gehen einige Wissenschaftler davon aus, dass Buttersäure vor entzündlichen Darmerkrankungen, Leaky Gut Syndrom und sogar Darmtumoren schützen kann. Buttersäure sorgt für einen pH-Wert von 6,5 oder noch niedriger, sodass ein Milieu erreicht wird, in dem sich die freundlichen Darmbakterien wohlfühlen. Außerdem versorgt sie die Darmzellen mit Energie.

Milchsäure kann durch verschiedene Präparate zugeführt werden. Besonders häufig kommt eine 20 %-ige rechtsdrehende Milchsäure (RMS) zum Einsatz, von der täglich bis zu 3 x 20 Tropfen verabreicht werden.

Auch Lebensmittel tragen zu einer Regulierung des sauren Darmmilieus bei, und zwar im positiven wie im negativen Sinne. Während beispielsweise eine fleischreiche Kost die Produktion von Linksmilchsäure begünstigt, unterstützen milchsäurehaltige Lebensmittel wie Joghurt und Kefir das saure Darmmilieu. Der für Joghurt und Kefir typische saure Geschmack entsteht durch nichts anderes als Milchsäure.

Auch bei anderen vergorenen Lebensmitteln wie beispielsweise bei der Herstellung von Sauerkraut oder Essig ist Milchsäure beteiligt. So entsteht Sauerkraut aus Weißkohl und Milchsäuregärung. Als das bekannteste milchsaure Lebensmittel gilt seit Jahren Brottrunk®, der in diesem Buch bereits mehrfach erwähnt wurde.

Auch wenn mit Milchsäure bei vielen Patienten beeindruckende gesundheitliche Verbesserungen erzielt werden können, so gibt es dennoch Einschränkungen. Es gibt nämlich einige Patienten, die keine Milchsäure oder Milchsäure enthaltende Lebensmittel vertragen.
In erster Linie sind dies Menschen mit einer Histaminintoleranz, die weitestgehend auf den Verzehr von vergorenen und milchsauren Lebensmitteln und Präparaten verzichten müssen. Es kann aber ein Versuch wert sein, minimale Dosierungen zu testen und diese in kleinen Schritten zu steigern.

Perfekte Milchsäurequelle - fermentiertes Gemüse

Zu Zeiten unserer Großmütter gab es keinen Kühlschrank, keine Tiefkühltruhe und keine Konservendosen. Auch die heute, in großen Mengen verwendeten chemischen Zusatzstoffe, kannte man damals nicht. Die Versorgung der Familie mit Lebensmitteln war somit stets eine Herausforderung, die während der Wintermonate besonders groß war. Denn in der kalten Jahreszeit stand das frische Obst und Gemüse aus dem eigenen Garten nicht zur Verfügung, und Supermärkte, die Treibhausware oder Nahrungsergänzungsmittel anboten, um eine vitalstoffreiche Ernährung sicherzustellen, gab es nicht.

Aus dieser Situation heraus war man auf andere Nahrungsquellen angewiesen, und einer der wichtigsten Lieferanten von lebenswichtigen Nährstoffen und Probiotika bestand damals aus fermentiertem Gemüse. Bei der Fermentation finden mit Hilfe von Mikroorganismen Umwandlungen organischer Stoffe statt, die man sich heute in der Lebensmittelindustrie ganz bewusst zunutze macht, weil sie der Konservierung dienen.

Unsere Großmütter waren im Sommer und Herbst immer fleißig damit beschäftigt, Obst und Gemüse in Einmachgläsern zu konservieren, um für die Wintermonate mit ausreichenden Vorräten gewappnet zu sein. Heutzutage mutet das Einmachen allerdings eher etwas exotisch an, weil es viel bequemer ist, sich im Supermarkt um die Ecke mit Lebensmitteln einzudecken. Der Verkauf von fermentierten Lebensmitteln war viele Jahrzehnte lang fast völlig in der Versenkung verschwunden. Erst seit jüngster Zeit besinnt man sich wieder auf den Nutzen dieser wertvollen Nahrung und beschäftigt sich zunehmend mit Eingemachtem.

Immer beliebter wird es, das Gemüse wieder selbst einzumachen. Dies ist gar nicht so aufwändig, wie oft befürchtet wird, außerdem kann man dadurch sicherstellen, dass man hochwertige, nichtpasteurisierte Ware erhält, deren Qualität bei Fertiggemüse, das im Supermarkt gekauft wird, kaum erreicht werden kann. Ausnahmen sind hier meistens Produkte in Naturkostgeschäften oder Bauernläden, die nach traditioneller Art und Weise hergestellt und nicht pasteurisiert werden.

Während in unserer Gesellschaft das Fermentieren von Gemüsesorten ziemlich in Vergessenheit geraten war, gehört es in anderen Kulturen seit jeher zum Alltag. In Korea beispielsweise steht in der Küche vieler Privathaushalte ein Fässchen Kimchi oder sogar ein spezieller Kimchi-Kühlschrank. Jedes Familienmitglied isst täglich mindestens eine Gabel Kimchi und achtet darauf, dass es gründlich gekaut wird. Normalerweise wird Kimchi zu jeder Mahlzeit gereicht, Kenner sagen sogar, dass ein Essen in Korea ohne Kimchi nicht vollständig sei.

Oft wird Kimchi mit dem deutschen Sauerkraut verglichen. Allerdings sollte man diesen Vergleich nur auf die sehr ähnliche Lagerungsform beziehen, denn geschmacklich sind hier wenige Gemeinsamkeiten. Kimchi ist eingelegter Chinakohl, der wie Sauerkraut in Salz eingelegt wird und während seiner Lagerung zu gären beginnt.

Was in Korea Kimchi, das ist in Japan das Miso, denn dieses ist ein fester Bestandteil der japanischen Küche. Viele Japaner beginnen den Tag mit einer Misosuppe, und der durchschnittliche jährliche Misoverbrauch liegt bei stolzen ca. 5 kg pro Japaner.

Zwar ist die Ausgangsbasis beider Produkte eine ganz andere, weil das Miso hauptsächlich aus Sojabohnen, Gerste, Reis oder anderen Getreidesorten hergestellt wird, aber auch das Miso entsteht durch Gärung. Um den Gärungsprozess anzukurbeln, wird hier der Kōji-Schimmelpilz zugesetzt. Die Herstellungsweise von Miso erfolgt nach traditionellen Überlieferungen, tatsächlich gehört Miso zu den ältesten Lebensmitteln der Welt. Ursprünglich stammt Miso allerdings aus China, von wo aus es durch buddhistische Mönche im 7. Jahrhundert nach Japan überliefert wurde.

Sauerkraut

Sauerkraut ist ein Lebensmittel, mit dem unsere deutsche Kultur im Ausland in Verbindung gebracht wird. So manches Mal werden wir auch als „German Krauts“ bezeichnet, was eben im Sauerkraut seinen Ursprung hat.
Noch bis vor einigen Jahrzehnten war Sauerkraut für viele Menschen in Deutschland tatsächlich ein wichtiges Grundnahrungsmittel und bildete neben Kartoffeln die Basis der Hausmannskost bzw. der „Armeleute-Küche“. Notgedrungen wurde es besonders während der kalten Wintermonate gegessen, um gegen die Kälte und Infektionen gewappnet zu sein. Aber es wurde auch ganz einfach aus der Not heraus verzehrt, weil das Nahrungsangebot besonders in den 1940-er und 1950-er Jahren aufgrund der Kriegssituation sehr begrenzt war.

Sauerkraut hatte den Vorteil, dass es sich über einen längeren Zeitraum hielt und sich dadurch hervorragend für die Vorratskammer eignete. Wenn man bedenkt, dass damals Tiefkühltruhen und Fertignahrung noch Fremdwörter waren, ist dies nachvollziehbar.

Dabei geht die Geschichte des Sauerkrauts noch weit über die Dokumentationen hinaus, die den Sauerkrautkonsum in Deutschland belegen. Ursprünglich sollen es die Römer gewesen sein, die bereits vor über 2.000 Jahren Sauerkraut in großen Mengen verzehrten. Auch in der Schifffahrt, die in ihrer Anfangszeit darauf angewiesen war, lang haltbare Lebensmittel mitzuführen, wusste man den Wert von Sauerkraut zu schätzen. So ist unter anderem von dem bekannten englischen Weltumsegler James Cook bekannt, dass er mit der Verabreichung von Sauerkraut seine Mannschaft vor diversen Krankheiten bewahren konnte.

Insbesondere die seinerzeit bei Seeleuten extrem gefürchtete Krankheit Skorbut ist legendär dafür, dass sie mit Sauerkraut behandelt wurde. Bei Skorbut handelt es sich um die sogenannte Mundfäule, von der man heute weiß, dass sie durch eine falsche Ernährung entsteht. Zu Zeiten von James Cook im 18. Jahrhundert galt Sauerkraut als das probate Mittel gegen diese ansteckende Krankheit, bei der das Zahnfleisch so stark verfaulte, dass fast alle Zähne ausfielen. Für die Seefahrer war diese Krankheit aufgrund ihrer Ansteckungsgefahr lebensbedrohlich, weil manchmal bis zu drei Viertel der Besatzungsmitglieder während der Schiffstouren verstarben.

Heutzutage gilt Sauerkraut in der Naturheilkunde als ein sehr nützliches Lebensmittel, das bei zahlreichen Krankheiten eingesetzt werden kann. Neben Magen- und Darmgeschwüren sind dies Gicht, Rheuma, Leberschwäche, Verstopfung und Bauchspeicheldrüsenschwäche.

Schon der bekannte Pfarrer Kneipp schwor auf die zahlreichen gesundheitsfördernden Eigenschaften des Sauerkrauts: „Sauerkraut ist ein richtiger Besen für Magen und Darm, nimmt die schlechten Säfte und Gase fort, stärkt die Nerven und fördert die Blutbildung."

Sauerkraut wird aus Weißkohl mithilfe von Salz und Milchsäurebakterien hergestellt. Damit die auf dem Kohl bereits vorhandenen Bakterien ihre Fermentation vollziehen können, benötigen sie bestimmte Voraussetzungen wie eine flüssige und warme Umgebung und die Verhinderung von Sauerstoffzufuhr.

Die Voraussetzung, dass kein Sauerstoff in den Behälter gelangen darf, ist von entscheidender Bedeutung, denn dies verhindert, dass sich unerwünschte Bakterien oder Pilze einnisten können.

Ohne den Zusatz weiterer Substanzen wie Essig- und Milchsäure sorgen die natürlich vorhandenen Bakterien des Weißkohls für eine optimale Vergärung. Das Salz verhindert dabei solange einen frühzeitigen Verderb, bis die Milchsäure nach einem Fermentierungsprozess über ihre kompletten Konservierungseigenschaften verfügt und diese Funktion der Haltbarmachung übernimmt. Die Milchsäure ist es schließlich auch, die für den sauer pikanten Geschmack des Sauerkrauts verantwortlich ist.

Während der Fermentation vermehren sich die Mikroorganismen in großem Umfang, sodass das Sauerkraut am Ende des Herstellungsprozesses über einen beeindruckenden Cocktail an gesundheitsfördernden und probiotisch wirkenden Organismen verfügt.

Größtenteils werden die sagenhaften gesundheitsfördernden Eigenschaften des Sauerkrauts auf die rechtsdrehende Milchsäure zurückgeführt.

Darüber hinaus verfügt Sauerkraut auch über wichtige Nährstoffe wie die Vitamine B und C, Calcium, Zink, Magnesium, Natrium, Eisen, Phosphor und Kalium. Der Vitamin C-Gehalt wird als besonders hoch bewertet, denn 100 g Sauerkraut enthalten bis zu 20 mg Vitamin C.

Daneben ist allerdings auch der hohe Gehalt an Vitamin B12 sehr wertvoll, weil Personen mit einer geschädigten Darmflora oftmals von einem Vitamin B12-Mangel betroffen sind. Zur Freude abnehmwilliger Menschen ist der Kaloriengehalt übrigens äußerst gering, denn 100 g Sauerkraut enthalten gerade einmal 19 Kalorien. Wenn man Sauerkraut nicht selbst herstellen möchte, sollte man beim Einkauf darauf achten, dass es sich nicht um pasteurisiertes (erhitztes) Sauerkraut handelt. Sauerkraut sollte roh verzehrt werden, denn nur dieses verfügt über die notwendigen Nährstoffe.

Sobald das Sauerkraut in Gläsern, Tüten oder Dosen angeboten wird, kann man fast immer davon ausgehen, dass es sich hierbei um erhitztes Sauerkraut handelt, denn bei dieser in konservierter Form angebotenen Ware geht es darum, dass sie möglichst lange haltbar ist.

Zwar ist auch in der pasteurisierten Sauerkrautvariante noch Milchsäure enthalten, aber eben nicht die Milchsäurebakterien, die für die Darmflora besonders wichtig sind. Frisches Sauerkraut ist oft in Naturkostläden erhältlich und schon daran zu erkennen, dass es in der Regel offen in der Verkaufstheke ausliegt.

Wenn man regelmäßig Sauerkraut essen möchte, sich dies aber nicht unbedingt als Beilage zu den Hauptmahlzeiten wünscht, kann man stattdessen jeden Morgen nüchtern 1 EL klein geschnittenes Sauerkraut essen.

Mit Ballaststoffen die Darmsanierung unterstützen

Auch wenn der Begriff „Ballaststoffe“ zunächst den Anschein erwecken kann, als handele es sich hierbei um überflüssigen Ballast, so ist bei genauerer Betrachtung und im Hinblick auf die Darmgesundheit genau das Gegenteil der Fall. Denn für einen gesunden Darm sind Ballaststoffe fast unentbehrlich.

Eine Darmsanierung sollte aus mehreren Gründen immer mit einer regelmäßigen Zufuhr von Ballaststoffen ergänzt werden. Denn die Ballaststoffe binden Wasser, sodass sich das Stuhlvolumen vergrößert und die Muskelbewegung des Darms angeregt wird. Hierdurch erfolgt eine regelmäßigere Stuhlentleerung, was den entscheidenden Vorteil hat, dass sich die Passagezeit des Nahrungsbreis durch den Darm deutlich verkürzt und eine zu lange Verweildauer und Verstopfung verhindert werden. Auf dem Weg durch den Darm binden die Ballaststoffe schädliche Stoffe an sich, sodass diese keine weitere Belastung mehr für den Organismus darstellen.

All das trägt wesentlich zu einer Beschleunigung des Entgiftungs- und Gesundungsprozesses des Darms bei und führt zur Linderung zahlreicher Darmprobleme.

Außerdem sorgen die Ballaststoffe maßgeblich für eine Verbesserung der Darmflora, indem sie eine wichtige Nahrungsquelle für die freundlichen Darmbakterien darstellen. Somit sind sie auch in Bezug auf eine Darmsanierung nicht unwichtig. Darüber hinaus bewirken Ballaststoffe ein länger andauerndes Sättigungsgefühl und scheiden Gallensäuren und kleine Mengen Cholesterin aus, sodass sie in mehrfacher Hinsicht maßgeblich an der Darmsanierung beteiligt sind. Nicht weniger wichtig ist auch der Aspekt, dass sie das Darmkrebsrisiko senken können, denn von den Substanzen, die sie an sich binden und ausscheiden, sind auch einige potentiell krebsfördernd.

Auch Personen, die Probleme mit Blutzuckerschwankungen oder zu hohen Blutzuckerwerten haben, profitieren von einer regelmäßigen Zufuhr von Ballaststoffen, indem der Blutzuckerspiegel nicht schlagartig, sondern nur sehr langsam ansteigt. Hierdurch wird die Bauchspeicheldrüse entlastet, weil die Insulinproduktion gleichmäßiger erfolgen kann.

Durch diesen Effekt können Diabetiker von einer regelmäßigen Ballaststoffzufuhr profitieren, denn eine defekte Bauchspeicheldrüse führt zu einer herabgesetzten Insulinproduktion oder sogar zu einem Totalausfall.

Viele Ernährungswissenschaftler vertreten inzwischen die Meinung, dass eine unzureichende Versorgung mit Ballaststoffen im Zusammenhang mit der Zunahme zahlreicher heutiger Zivilisationskrankheiten steht, insbesondere

Erkrankungen, die den Verdauungstrakt betreffen wie Divertikulitis, Darmkrebs, Übergewicht, Hämorrhoiden, Verstopfung und Diabetes.

Ballaststoffe sind unverdauliche Nahrungsbestandteile, die nur in pflanzlichen Nahrungsmitteln wie Obst, Gemüse, Getreide und Hülsenfrüchten enthalten sind. Besonders ballaststoffreiche Lebensmittel sind Haferflocken, Backpflaumen, getrocknete Aprikosen, Nüsse, Kartoffeln, Äpfel, Brokkoli, Erdmandeln und Hülsenfrüchte wie Bohnen und Linsen.

Dabei unterscheidet man zwischen wasserlöslichen Ballaststoffen (Inulin, Agar-Agar, Johannisbrotkernmehl, Guar, Pektin und Dextrine) und wasserunlöslichen (Cellulose, Kleie und Flohsamen). Während die wasserlöslichen Ballaststoffe fast komplett im Darm abgebaut werden, ist dies bei den wasserunlöslichen nur zu einem geringen Anteil möglich. Letztere sind überwiegend in Getreidesorten enthalten. Im Vergleich zu den Lieferanten von wasserlöslichen Ballaststoffen, wie Obst und Gemüse, verfügt Getreide über einen deutlich höheren Anteil an Ballaststoffen.

Zu den derzeit noch eher unbekannten Ballaststoffen gehören Erdmandeln. Diese können in Müsli oder Joghurt eingerührt werden und verfügen über einen leckeren nussigen Geschmack. Somit eignen sie sich sogar zum puren Verzehr, alternativ kann man sie mit etwas warmem Wasser verdünnen. Hierdurch kann man auf die Schnelle eine sehr ballaststoffreiche Zwischenmahlzeit herrichten. Man sollte es allerdings nicht übertreiben, weil zu große Mengen Blähungen verursachen.

Ballaststoffe werden für den Körper verwertbar gemacht, indem ein Großteil von ihnen im Dickdarm fermentiert wird. Die restlichen Ballaststoffe sind dennoch nicht unwichtig, auch wenn sie nicht vom Körper aufgenommen werden. Da sie in der Lage sind, Wasser zu binden und den Stuhl geschmeidiger zu machen, kann eine leichtere und regelmäßigere Stuhlentleerung erreicht werden, was letztendlich eine große Entlastung für den Darm bedeutet.

Dies ist allerdings nur möglich, wenn zu den Ballaststoffen reichlich Flüssigkeit getrunken wird. Nur dann können sie ihre volle Wirksamkeit und positiven Eigenschaften entfalten. Bei einer zu geringen Flüssigkeitszufuhr erreicht man hingegen genau das Gegenteil, indem sich der Nahrungsbrei verhärtet und der Darm verstopft.

Wenn man beispielsweise ein Glas Wasser mit darin aufgelösten Flohsamen trinkt, sollte man danach noch ein weiteres Glas reines Wasser trinken. Denn wenn die Flüssigkeitsmenge nicht ausreichend ist, damit die Ballaststoffe aufweichen können, führt dies womöglich zu einer vorzeitigen Quellung, sodass infolgedessen Verstopfung auftritt. In schwerwiegenden Fällen kann dies sogar eine Verstopfung der Speiseröhre auslösen, wodurch eine akute Erstickungsgefahr auftreten kann.

Ziel einer ballaststoffreichen Ernährungsweise sollte sein, täglich möglichst 40 g Ballaststoffe über den ganzen Tag verteilt zu sich zu nehmen. Im ersten Moment erscheint das manchen Menschen kaum erreichbar, allerdings haben unsere Vorfahren vor etwa 100 Jahren ungefähr 90 g Ballaststoffe täglich verzehrt. Heute liegt der durchschnittliche Verzehr nur noch bei 15 g.

Um den täglichen Bedarf an Ballaststoffen zu erreichen, ist es also sinnvoll, seine Ernährungsweise gezielt zu optimieren. Schon mit einem morgendlichen Müsli und zwei frischen Früchten erreicht man die Hälfte der Tagesration. Mit dem zusätzlichen Verzehr von Leinsamen und Flohsamen, die man in einen Joghurt rührt oder über den Salat streut, kann die tägliche Ballaststoffzufuhr gesteigert werden.

Wer viel unterwegs ist, oder aus anderen Gründen kaum eine ausreichende Ballaststoffversorgung sicherstellen kann, ist mit der Einnahme spezieller Nahrungsergänzungsmittel gut beraten, die in der Regel auf der Basis von Pektin oder Flohsamen hergestellt werden. Derartige Ballaststoffe werden von einigen Menschen auch als natürliche Abführmittel verwendet, wenn sie häufig von Verstopfung betroffen sind.

Bei einigen Krankheitsbildern sollte man auf die Einnahme von Ballaststoffen verzichten oder diese nur nach Rücksprache mit dem behandelnden Arzt verzehren. Dies gilt insbesondere für krankhafte Verengungen und Entzündungen im Bereich des Verdauungstraktes sowie bei einem Darmverschluss.

Leinsamen

Einer der am häufigsten verwendeten Ballaststoffe ist Leinsamen. Er hat den Vorteil, dass er gleichzeitig Quell- und Gleitmittel enthält und durch den schützenden Film, mit dem er die Darmschleimhaut eindeckt, umfassend auf die Darmgesundheit einwirkt. Die Schleimbildung wird durch die Samenschalen ermöglicht, in denen der Schleim enthalten ist. Auch wenn Leinsamen nicht so stark aufquillt wie einige andere Ballaststoffe, so ist er nicht weniger wirksam bei der Unterstützung der Verdauung.

Nicht uninteressant ist auch die hohe Konzentration von Omega-3-Fettsäuren, denn von dem 40-%-Fettanteil im Leinsamen hat die Alpha-Linolensäure einen Anteil von beeindruckenden 50 %.

Frauen in den Wechseljahren profitieren mehrfach vom Leinsamen, weil dieser über sogenannte Phytoöstrogene verfügt. Diese wirken sich positiv auf den Hormonhaushalt aus und können sogar das Brustkrebsrisiko senken.

Flohsamen

Flohsamen sind die Samenschalen der Pflanze Plantago ovata, die der Gattung der Wegeriche angehört. Überwiegend werden Flohsamen in Indien und Pakistan angebaut, sodass man häufig auch die Bezeichnung „Indische Flohsamenschalen" verwendet, aber auch der Name „Psyllium" ist sehr geläufig.

Die Samenschalen enthalten Ballaststoffe, Glykoside und Schleimstoffe, was ihre häufige Verwendung in der Lebensmittelindustrie erklärt. Denn sie lassen sich gut zur Verdickung und für andere strukturelle Veränderungen von Lebensmitteln nutzen.

Flohsamenschalen verfügen über einen sehr hohen Gehalt an wasserlöslichen Ballaststoffen, ähnlich wie Getreidesorten, aber der Anteil ist wesentlich höher. Während 100 g Flohsamen etwa 70 g Ballaststoffe enthalten, verfügen 100 g Haferkleie lediglich über 5 g.

Der extrem hohe Ballaststoffanteil der Flohsamen hat dazu geführt, dass sie in der Naturheilkunde oft bei einer Darmsanierung eingesetzt werden. Der hohe Nutzen für die Darmgesundheit wird darauf zurückgeführt, dass Flohsamen über einen sehr hohen Anteil an Faserstoffen verfügen und dadurch die Verdauung unterstützen.

Durch das Aufsaugen von Wasser und aufgrund der extremen Quellfähigkeit des Flohsamens (bis zu zehnfach höher als die ursprüngliche Masse), vergrößert sich das Stuhlvolumen, was zu einem erhöhten Druck auf die Darmwand und zu einer reflexartigen Darmentleerung führt. Das Ergebnis ist die Beseitigung von Verstopfung, indem sich ein regelmäßiger Stuhlgang einstellt.

Darüber hinaus verfügen Flohsamen über die Fähigkeit, zahlreiche schädliche Substanzen im Darm aufzunehmen und diese aus dem Darm auszuleiten. Hierdurch leisten die Flohsamen einen wertvollen Beitrag zur Darmreinigung, sodass sie in vielen Darmreinigungsprodukten enthalten sind. Des Weiteren sorgen Flohsamen für ein sich schnell einstellendes Sättigungsgefühl.

Die Anwendung von Flohsamen ist sehr einfach. Nach Belieben kann man sie über das morgendliche Müsli streuen oder in einen Joghurt oder ein Glas Wasser einrühren. Die Verträglichkeit von Flohsamen gilt als gut, nur selten kommt es zu Unverträglichkeitsreaktionen. Wenn aufgrund der extremen Quellwirkung der Flohsamen die individuelle Toleranzgrenze überschritten wird, kann es allerdings zu vermehrten Blähungen oder einem Völlegefühl kommen. Eine vorübergehende Reduzierung der Menge ist in diesen Fällen angezeigt.
Wichtig ist auch eine ausreichende Menge Trinkwasser, damit die Flohsamen aufquellen und wieder ausgeschieden werden können, sodass keine Verstopfung entsteht.

Weizenkleie

Weizenkleie sind die harten Restbestandteile, die bei der Herstellung von Weizengetreide entstehen und nach dem Siebvorgang des Mehls gewonnen werden. Weizenkleie gehört zu den traditionellen Ballaststoffen, die schon unsere Urgroßmütter bei Verdauungsproblemen verwendet haben.

Es ist denkbar, dass ihre Vorliebe für diese natürliche Verdauungshilfe auf Pfarrer Kneipp zurückzuführen ist, denn er empfahl seinen Patienten und Lesern sehr häufig Weizenkleie.

Sie zählt zu den unverdaulichen Ballaststoffen, die durch Wasser aufquellen und so für ein höheres Stuhlvolumen und eine Anregung der Darmbewegung sorgen. Weizenkleie ist allerdings nicht nur aufgrund der verdauungsfördernden Eigenschaften so wertvoll, sondern auch wegen seiner Nährstoffe wie Vitamine, Selen, Zink, Eisen und Flavonoide. Somit enthält die Weizenkleie auch wesentlich gesündere Nährstoffe als Mehl.

Nahrungsergänzungsmittel für die Darmgesundheit

Aloe Vera

Die Aloe Vera zählt zu den vielfältigsten gesundheitsfördernden Pflanzen, die bislang bekannt sind. Seit jeher wird sie aufgrund ihrer wertvollen Eigenschaften auch mit dem respektvollen Namen „Erste-Hilfe-Pflanze" versehen, in Ägypten wird sie „Pflanze der Unsterblichkeit" genannt.

Wie wertvoll die Aloe Vera für die Gesundheit ist, zeigt auch die Tatsache, dass zahlreiche bekannte Persönlichkeiten wie beispielsweise Hildegard von Bingen, Pfarrer Kneipp und Hippokrates diese beeindruckende Pflanze selbst nutzten. Auch in der traditionellen medizinischen Wissenschaft wie Ayurveda, TCM und in der arabischen Welt wurde schon vor Jahrtausenden über die Verwendung von Aloe Vera bei verschiedenen gesundheitlichen Problemen berichtet.

Obwohl die Aloe Vera bei zahlreichen unterschiedlichen Krankheitsbildern wie unter anderem Hautkrankheiten und Wundheilungen Linderung verschaffen kann, wird sie seit jeher hauptsächlich bei Verdauungsbeschwerden eingesetzt. Insbesondere geschieht dies zur Unterstützung der Darmgesundheit und zur Beseitigung des Candida-Hefepilzes.

Darüber hinaus ist die Aloe Vera bekannt für ihre Fähigkeit, Symptome in Verbindung mit Verstopfung, Durchfall oder einem Reizdarmsyndrom zu reduzieren. Auch Heilungsprozesse von Gewebeverletzungen, die aufgrund von Strahlenbelastungen wie z. B. Röntgenstrahlen hervorgerufen werden, können unterstützt werden.

Wenn man die über 160 Wirkstoffe wie Vitamine, Aminosäuren, Enzyme etc. berücksichtigt, die in der Aloe Vera enthalten sind, dann erklärt dies viele der beeindruckenden gesundheitsfördernden Wirkungen. Neben 27 Aminosäuren, 13 Mineralstoffen und 4 essentiellen Fettsäuren enthält die Aloe Vera auch 13 wichtige Vitamine wie z. B. Vitamin C, B-Vitamine und Vitamin A.

Auch wenn bisweilen noch nicht alle Wirkmechanismen entschlüsselt werden konnten, so weiß man zumindest, dass insbesondere der Inhaltsstoff Acemannan sehr wertvoll ist. Dieser begehrte Inhaltsstoff ist ansonsten nur in Shiitakepilzen und Ginseng enthalten.
Acemannan wird vom menschlichen Körper selbst produziert, allerdings lässt dies nach der Pubertät nach, sodass eine Zufuhr von außen erforderlich ist.

Insbesondere das Immunsystem profitiert durch Acemannan, weil es nicht nur über antimykotische, sondern auch über antivirale und antibakterielle Eigenschaften verfügt. Man führt diese Fähigkeit darauf zurück, dass Acemannan den zellulären Membranwiderstand gegen die unerwünschten Eindringlinge wie Bakterien und Viren stärkt und außerdem zu einer Stimulierung der für das Immunsystem so wichtigen Makrophagen, Monozyten, T-Killerzellen und Antikörper führt. Schon nach einer kurzzeitigen Einnahme kann Acemannan erreichen, dass Viren und Bakterien die Zellwände nicht mehr passieren können.

Durch die Verdrängung der unerwünschten Eindringlinge kommt es auf mehreren Ebenen zu einer verbesserten Darmgesundheit, sodass sich die Darmflora regenerieren kann. All dies hat zur Folge, dass die zugeführten Nährstoffe von der Darmflora wieder besser aufgenommen werden und nicht ungenutzt den Darm verlassen. Außerdem wirken sich die entgiftenden Eigenschaften der Aloe Vera günstig auf die Darmgesundheit aus, denn die im Darm befindlichen Giftstoffe werden gebunden und ausgeschieden.

Aloe Vera-Produkte gibt es in verschiedenen Darreichungsformen wie Tabletten, die Trockenextrakte enthalten, sowie Gels und Säfte. Der Aloe-Vera-Saft wird aus der Pflanze extrahiert und wird ein- bis zweimal täglich mit Wasser verdünnt getrunken.

Die Produktionsweise und die Ergänzung von weiteren Inhaltsstoffen variiert von Hersteller zu Hersteller. So sollte man bei vorliegenden Nahrungsmittelintoleranzen einen genauen Blick auf die Zusammensetzung werfen, besonders wenn Fruktose oder Inulin enthalten ist und eine Fruktoseintoleranz besteht. Im Großen und Ganzen ist Aloe Vera gut verträglich und sehr schonend für den Verdauungstrakt. Bei den meisten Anwendern treten keine unerwünschten Nebenwirkungen auf.

Aloe Vera kann kurweise angewendet oder regelmäßig eingenommen werden, wenn man einen dauerhaften Nutzen erzielen möchte.

Anorganischer Schwefel

Schwefel ist ein wichtiger Baustein des Lebens, ohne Schwefel wäre das Leben gar nicht denkbar. Menschen, Tiere, Pflanzen und sogar Bakterien benötigen ihn essentiell für wichtige Stoffwechselprozesse.

Für den menschlichen Eiweißstoffwechsel ist Schwefel als Baustein der Aminosäuren, die Stoffe zum Erhalt und Aufbau der Zellen bilden, unerlässlich. Er ist zudem Bestandteil von Enzymen und Hormonen.

Im menschlichen Körper sind etwa 150 g Schwefel als Methyl-Sulfonyl-Methan (MSM) gebunden. Die organische Schwefelverbindung kurbelt die Kollagenproduktion für elastische Haut an und ist Baustein für Keratin, das Nägel und Haare stärkt, unterstützt die Bildung von flexiblem Haut- und Muskelgewebe und sorgt für gut geschmierte Gelenke.

Die Zellen werden durchlässiger, einerseits können Giftstoffe und metabolische Abfallprodukte abtransportiert werden, andererseits werden Nährstoffe und Flüssigkeit besser aufgenommen. Kalziumphosphat, das die Zellen verstopft, wird abgebaut. Organischer Schwefel fördert die Aufnahme von Nährstoffen, wodurch die Verdauung beschleunigt wird. Er ist zudem entzündungshemmend und schmerzlindernd. Da der Körper selbst keinen Schwefel bilden kann, muss er über die Nahrung zugeführt werden.

Die meisten Menschen kommen das erste Mal mit Schwefel unter der Bezeichnung Sulfur in der Schule in Kontakt und erfahren hier, welchen modrig faulen Geruch dieses anorganische, chemische Element in gelber Pulverform verursacht. Anorganischer elementarer Schwefel kommt in lebenden Organismen nur in Form von Schwefelverbindungen vor.

Elementarer Schwefel wird aus Gestein als kristallines gelbes Pulver gewonnen und ist auch im tiefen Erdreich zu finden. In Verbindung mit Sauerstoff und Kohlenstoff entstehen Schwefelverbindungen wie Schwefeldioxid oder Schwefelwasserstoff. Pflanzen nehmen Schwefelmoleküle, z. B. aus der Erde, auf, die in Schwefelverbindungen umgewandelt werden. Schwefelverbindungen sind in vielen Grundnahrungsmitteln enthalten, dadurch kann der benötigte Schwefel dem Körper in ausreichender Menge zugeführt werden. Organischer Schwefel als MSM-Verbindung ist auch als Nahrungsergänzungsmittel in weißer Pulverform erhältlich und fördert eine Reihe von Gesundheitsprozessen.

Anorganischer, elementarer Schwefel wird vom Organismus, anders als die anorganischen und organischen Schwefelverbindungen, nicht verwertet. Er zeigt jedoch eine stark reinigende und entgiftende Wirkung auf den Körper, weshalb gelbes anorganisches Schwefelpulver zur Darmentgiftung erfolgreich eingesetzt wird. Gute Bakterien können dann wieder blühen und gedeihen, während die schlechten verdrängt werden.

Darmflorafördernde Eigenschaften von anorganischem Schwefel

Anorganischer Schwefel in geschmacksneutraler Pulverform ist für den menschlichen Organismus absolut ungiftig, er passiert den Darm unverdaut und wird ausgeschieden. Elementarer Schwefel bindet im Darm freie Radikale, die Entzündungsprozesse vorantreiben.

Er übt einen Reiz auf die Darmschleimhaut aus, der Bakterien aktiviert, welche die Darmmuskultur stimulieren und für eine schnellere Ausscheidung sorgen. Das gelbe Schwefelpulver bringt entgiftende Prozesse in Schwung und spült Reste von

Fäulnisbakterien aus dem Darm. Dabei entwickeln sich toxische Gase, die entweichen müssen.

Anorganischer Schwefel kann auch über die Haut und Schleimhäute entgiften, was sich entsprechend mit Ausdünstungen und toxischem Schleim bemerkbar macht. Das erweitert das Einsatzspektrum auf Hauterkrankungen wie Neurodermitis, Akne oder der durch Zecken übertragenen Borreliose. Anorganischer Schwefel soll auch Einfluss auf die Reduzierung der Firmicutes-Bakterien haben, die als Dickmacher-Bakterien gelten, weil sie selbst aus unverdaulichen Lebensmitteln noch Energie herausholen.

Die Darmreinigung mit anorganischem Schwefel

Der Naturheilarzt Dr. Karl J. Probst, der sich selbst intensiv mit dem Darm und seinen bakteriellen Lebewesen beschäftigt, hat die Schwefelkur in Deutschland sehr bekannt gemacht. Und so folgen Interessierte vielfach seiner Anleitung für die wirksame Durchführung.

Anorganisches gelbes Schwefelpulver ist im Handel in Mengen zwischen 500 und 2.000 g erhältlich. Dreimal täglich wird 1 Teelöffel des Pulvers mit Wasser eingenommen.

In den ersten Tagen kann es durch den eingeleiteten Reinigungsprozess zu starken bis extrem, geruchsintensiven Darmgasen kommen, die unbedingt entweichen müssen. Auch ein vermehrter Stuhldrang ist möglich und unterstreicht den Effekt.

Im Falle einer Verstopfung sollte mit Wasser oder Glaubersalz abgeführt werden. *Generell ist auf eine ausreichende Flüssigkeitszufuhr zu achten.*

Die Schwefelkur wird in der Regel solange durchgeführt, bis die Ausdünstungen, die auch über die Haut geschehen können, absolut geruchlos sind. Wie lange das dauert, ist individuell und geht mit einem verbesserten Allgemeinbefinden, einer angenehmen Leichtigkeit, dem deutlichen Plus an Energie und gutem, regelmäßigen Stuhlgang einher. Schleim auf der Stuhloberfläche ist völlig normal und gilt als Entgiftungszeichen. Schleim in Nase und Rachen sollte entfernt werden, da er auch Giftstoffe enthält.

Auf jeden Fall sollte bei einem Kurzyklus keine Unterbrechung erfolgen. Die Kur ist zeitlich am Stück durchzuführen. Man kann anorganischen Schwefel auch in regelmäßigen Abständen anwenden, um eine kontinuierliche Entgiftung zu erreichen. Schädliche Nebenwirkungen oder Unverträglichkeiten sind nicht bekannt oder zu erwarten, als „natürliche“ Nebenwirkungen treten erfahrungsgemäß Blähungen, Krämpfe und Verstopfung auf. Um Blähungen weitestgehend zu vermeiden, ist es angeraten, die Mahlzeiten gut zu kauen und nicht beim Essen zu sprechen.

Im besten Fall nimmt man sich für diese Kurzeit eine Auszeit vom gesellschaftlichen Leben und vom Job, damit die giftigen Gase und Ausdünstungen ungehindert, ohne Scham entweichen können und auch andere nicht belästigen. Unterstützend auf den Ausscheidungsprozess der schädlichen Stoffe wirken sich Saunagänge aus. Nach der Darmentgiftungskur ist Sauerkraut ein profundes Mittel, um die Darmflora nachhaltig zu stärken. Auch Rohkost mit vielen Ballaststoffen erfüllt diesen Zweck.

Beta-Glucan

Beta-Glucan ist ein Nahrungsergänzungsmittel, das hauptsächlich aus der Bäckerhefe (Saccharomyces), aber teilweise auch aus Shiitake- und Reishipilzen, sowie aus Hafer und Gerste gewonnen wird.

In den letzten Jahren hat sich Beta-Glucan als eine wichtige Substanz zur Unterstützung des Immunsystems einen Namen gemacht. Denn man weiß mittlerweile, dass Beta-Glucan als ein Beschleuniger der Makrophagen wirkt und hierdurch einen großen Beitrag zur Aktivierung des Immunsystems leistet. Hauptsächlich entfaltet es seine Wirkung im Darm.

Insgesamt kommt es durch Beta-Glucan zu einer massiven Stärkung der Abwehrkräfte, sodass unerwünschte Eindringlinge wie Pilze, Bakterien, Viren und Parasiten effektiver abgewehrt werden können und sich hierdurch auch die Darmflora verbessert.

Einige Nahrungsergänzungsmittel, die speziell für die Darmgesundheit vorgesehen sind, enthalten mittlerweile auch Beta-Glucan. Hier sind es besonders Präparate, die zur Behandlung der durchlässigen Darmschleimhaut (Leaky Gut) zum Einsatz kommen.

Nicht überall, wo Beta-Glucan draufsteht, ist auch der richtige Anteil bzw. die richtige Zusammensetzung für eine Wirksamkeit enthalten. Wichtig ist dabei, dass es sich um Beta-(1,3) - (1,6)-D-Glucane handelt, denn nur diese haben die richtige Zusammensetzung der Kettenmoleküle, um positiv auf das Immunsystem einwirken zu können. Es sollte sich immer um naturreine Extrakte in Form von Kapseln oder als Flüssigkeit (Tropfen) handeln. Pulver ist eher mit Vorsicht zu genießen, da hier durch die Weiterverarbeitung der Glucane der Wirkstoffgehalt beträchtlich reduziert wird.

Colostrum

Colostrum ist erst vor einigen Jahren in den Fokus gelangt, was etwas verwunderlich klingt, weil es bereits seit dem 18. Jahrhundert bekannt ist. Und schließlich ist es auch kein Geringerer als der legendäre Arzt Dr. Hufeland höchstpersönlich, dem wir das heutige Colostrum verdanken.

Denn er war es, dem das schnelle Wachstum von neugeborenen Rindern auffiel, das in Verbindung mit der Erstmilch von Kühen in Verbindung steht.

Nach der Geburt von Säugetieren und Menschen steht diese Erstmilch dem Neugeborenen 48 Stunden lang zur Verfügung. Die Milch von Kühen gilt als besonders hochwertig, immerhin ist die Konzentration 40 Mal höher als die der menschlichen Erstmilch.

Diese extreme Konzentration wird darauf zurückgeführt, dass neugeborene Wiederkäuer nicht mit einem derart umfangreichen Immunsystem zur Welt kommen wie menschliche Babys. Die neugeborenen Wiederkäuer sind in den ersten Lebensmonaten auf die Erstmilch angewiesen, um das noch schwache Immunsystem auszugleichen. Somit wird das komplette Immunsystem sozusagen durch das Trinken des Colostrums an das Neugeborene übertragen.

Da die Erstmilch der Kühe in Bezug auf die DNA-Sequenzen mit beeindruckenden 99 % mit der Erstmilch des Menschen vergleichbar ist, ermöglicht dies eine optimale Verwertung durch den menschlichen Organismus. Und somit wird die Erstmilch von Kühen wesentlich häufiger für gesundheitsfördernde Präparate eingesetzt als andere. Für die Darmgesundheit sind insbesondere die im Colostrum enthaltenen Immunglobuline interessant. Ein Teil dieser Immunglobuline verbleibt nämlich direkt in der Darmschleimhaut, sodass das an dieser Stelle platzierte Colostrum unerwünschte Eindringlinge verdrängt und somit zu einer spürbaren Verbesserung der Darmflora beiträgt.

Durch die Immunglobuline wird eine deutliche Stärkung der körperlichen Abwehr erreicht, darüber hinaus sorgen auch die im Colostrum enthaltenen Nährstoffe wie Vitamine, Mineralstoffe, Enzyme und Aminosäuren für die Unterstützung des Immunsystems.

Knoblauch

Knoblauch gehört zu den bekanntesten und bewährtesten natürlichen Heilmitteln, schon die alten Griechen, Römer und Chinesen setzten ihn bei verschiedenen gesundheitlichen Problemen wie Infektionen, Wunden und Schwellungen ein. Auch die Behandlung von Pest, Pocken und Geschwüren erfolgte seinerzeit mithilfe von Knoblauch.

Die vielfältigen Einsatzmöglichkeiten von Knoblauch stehen in Zusammenhang mit den keimhemmenden Eigenschaften, die der Knoblauch insbesondere im Darm entfaltet.

Dabei kommen auch die antibakteriellen und krampflindernden Wirkmechanismen des Knoblauchs zum Tragen, die zur Linderung von Verdauungsbeschwerden führen. Darüber hinaus sorgt Knoblauch auch für eine Reduzierung von Fäulnisbakterien und Gärungsprozessen und ist eine äußerst wirksame Waffe gegen Candida-Hefepilze.

Für die gesundheitsfördernden Eigenschaften ist hauptsächlich die im Knoblauch enthaltene schwefelhaltige Allicinverbindung verantwortlich, die über eine starke antibakterielle Wirkung verfügt.

Eine bequeme Einnahme von Knoblauch ist durch entsprechende Nahrungsergänzungsmittel möglich. Hier ist allerdings zu bedenken, dass Allicin äußerst instabil ist und seine Wirkung schnell nachlässt. Insofern ist frischer Knoblauch Tabletten vorzuziehen.

Schwarzkümmelöl

Die Schwarzkümmelpflanze stammt ursprünglich aus Ägypten und kam bereits zu Zeiten der Pharaonen bei diversen gesundheitlichen Problemen zum Einsatz wie unter anderem bei Verdauungsstörungen und Blähungen.

In der Naturheilkunde wird Schwarzkümmelöl häufig begleitend bei einer Darmsanierung eingesetzt, weil es aufgrund der mehrfach ungesättigten Fettsäuren die Regeneration der Darmschleimhaut unterstützt. Der gesundheitsfördernde Effekt des Schwarzkümmels wird auch darauf zurückgeführt, dass es in der Lage sein soll, im Darm befindliche Gewebereste aufzugreifen und diese auszuscheiden.

Ungesättigte Fettsäuren (Omega 3 und Omega 6)

Zu einer umfassenden und nachhaltigen Darmsanierung gehört auch die Verabreichung von Omega 3 und Omega 6-Fettsäuren, da diese in mehrfacher Hinsicht eine positive Auswirkung auf die Darmgesundheit ausüben. Besonders die entzündungshemmenden Eigenschaften dieser wertvollen Fette wirken sich bei der Behandlung von Darmerkrankungen aus, sodass entzündete Abschnitte der Darmschleimhaut erfolgreich behandelt werden können. Von den Omega-3-Fettsäuren ist außerdem bekannt, dass sie die Stabilität der Epithelzellen unterstützen.

Die ungesättigten Fettsäuren Omega 3 und Omega 6 kann der Körper nicht selbst herstellen, sodass diese über eine gezielte Ernährung mit hochwertigen Ölen wie z. B. Arganöl und Leinöl oder Nahrungsergänzungsmitteln zugeführt werden sollten.

Auch durch den Verzehr von Lachs, Makrele und Heilbutt kann man diese wichtigen Fettsäuren zuführen. Hier ist allerdings die Herkunft bedeutsam, da aufgrund der heutigen Umweltbelastungen leider viele Fische mit Quecksilber kontaminiert sind.

Bei Pflanzenöl ist auf die Frische zu achten, denn es ist nur begrenzt haltbar und wird schnell ranzig und damit unbrauchbar.

Präparate zum Binden von Darmgiften

Die Darmsanierung kann unterstützt werden, indem die im Darm vorhandenen Gifte durch geeignete Mittel gebunden und ausgeschieden werden. Die gängigsten Präparate sind Heilerde, medizinische Kohle, Chlorellalgen und Zeolith.

Obwohl das Binden der Schadstoffe zu einer großen Entlastung des Darms beitragen kann, wird dieser wichtige Schritt bei der Darmsanierung allzu oft vernachlässigt. Welches Präparat eingesetzt wird, hängt häufig von den Vorlieben und Erfahrungen des jeweiligen Therapeuten ab, aber auch von der individuellen Verträglichkeit. Wenn Unverträglichkeiten auftreten, sollte unbedingt auf ein anderes Präparat umgestellt werden.

Unabhängig davon, welches Mittel verwendet wird, ist es immer wichtig, das Ausscheiden der Schadstoffe durch viel Wassertrinken zu unterstützen.

Heilerde

Heilerde besteht aus Mineralien und Spurenelementen in ihrer natürlichen Zusammensetzung. Hierzu gehören wichtige Vitalstoffe wie Kalium, Calcium, Magnesium, Chrom, Eisen, Selen und Zink. Chemische oder andere Zusätze sind in der Regel nicht enthalten.

Heilerde gehört zu den ältesten naturheilkundlichen Präparaten, die bei verschiedenen Beschwerden des Verdauungstraktes eingesetzt werden. Traditionell wird sie bei Durchfall und säurebedingten Magenbeschwerden verwendet. Hierfür wird der fein gemahlene Löss (zwei leicht gehäufte Teelöffel) in einem Glas Wasser aufgelöst und idealerweise auf nüchternen Magen getrunken.

Im Darm angekommen, entfaltet die Heilerde ihre Bindungsfähigkeit durch eine große Oberfläche, indem sie die hier anwesenden Schadstoffe und Stoffwechselprodukte aufnimmt und ausscheidet. Neben der wertvollen Eigenschaft der Entgiftung trägt Heilerde auch zur Förderung einer gesunden Darmflora bei.

Medizinische Kohle

Wenn medizinische Kohle zum Einsatz kommt, geschieht dies meistens aufgrund von Durchfall oder als Unterstützung bei Fastenkuren. In beiden Fällen nimmt man die Kohle ein, um Schadstoffe im Darm zu binden und auszuscheiden. Wenn andere Präparate, die zum Binden eingenommen werden, nicht vertragen werden, ist Kohle häufig die Alternative, auf die seltener mit Allergien oder anderen Symptomen reagiert wird.

Das bekannteste Kohlepräparat besteht aus Presslingen, sodass man die Kohle in Tablettenform zu sich nehmen kann. Weniger bekannt ist, dass es auch medizinische Kohle in Pulverform gibt. Hierbei erübrigt sich das etwas lästige Zerkauen der Presslinge und man kann die Kohle in Wasser aufgelöst trinken.

Um den Mund nicht mit einem unschönen schwarzen Kohlerand zu versehen, der sich nur hartnäckig entfernen lässt, empfiehlt es sich, die aufgelöste Kohle mit einem Strohhalm zu trinken.

Kohle bindet sehr stark und kann bei zu hoher Dosierung zu Verstopfung führen. Zu Entgiftungszwecken wird wöchentlich meistens eine Dosierung von 10 g empfohlen.

Zeolith

Zeolith ist ein natürliches vulkanisches Gestein, das seit einigen Jahren in Deutschland bekannt ist. Es gilt mittlerweile als eines der beliebtesten Entgiftungspräparate und ist vermutlich wissenschaftlich weitaus mehr untersucht als andere.

Es ist in der Lage, aufgrund seiner speziellen Kristallgitterstruktur, Giftstoffe und krankmachende Keime wie ein Schwamm aufzusaugen. *Dabei bindet Zeolith sogar Giftstoffe wie Blei, Quecksilber, Ammonium und radioaktive Strahlen.*

Seine Entgiftungsfähigkeiten entfaltet Zeolith im Magen-Darm-Trakt, wo es gezielt die vorhandenen Schadstoffe bindet und hierdurch verhindert, dass diese in den Blutkreislauf übergehen.

Wenn es um die Sanierung des Darms geht, kann man durch die Einnahme von Zeolith in mehrfacher Hinsicht profitieren. Denn nicht nur das Entfernen vorhandener Schadstoffe wirkt sich positiv auf die Darmflora aus, sondern Zeolith hilft in besonderem Maße auch bei der Behandlung des „Leaky Gut Syndroms“. Des Weiteren lindert es histaminbedingte Allergiesymptome und entlastet die Leber durch die Bindung von Ammonium.

Chlorella-Alge

Chlorella-Algen gehören zu den Süßwasseralgen. Sie sind einzellige Mikroalgen und zählen zu den ältesten Pflanzen unseres Planeten. Sie sind mit ihren 8 µ winzig klein und nur mikroskopisch erkennbar. Mit ihrem hohen Eiweißanteil von bis zu 60 % und ihren über 19 wertvollen Aminosäuren und weiteren Nährstoffen haben sie sich längst einen festen Platz in der Naturheilkunde erobert.

In der Umweltmedizin kommen sie zum Einsatz, wenn es um die Ausleitung von Schwermetallen wie Quecksilber, Blei, Cadmium etc. geht, da sie diese Schadstoffe im Darm an sich binden und ausscheiden. Genauso können sie auch andere schädliche Substanzen im Darm aufgreifen und aus dem Körper ausleiten. Chlorella-Algen sind bekannt für ihre Affinität zu Schwermetallen, denn auch in belasteten Gewässern werden sie mit Schadstoffen konfrontiert und binden diese an sich.

Aus diesem Grund sollte man beim Kauf der Algen auf ihre Reinheit und Herkunft achten. Zu den sichersten Algen zählen diejenigen, die vor ihrer Auslieferung auf Schadstoffe hin untersucht werden. Besonders wertvoll sind außerdem die Algen, die aus einem sogenannten Wildanbau stammen, weil diese im Vergleich zu künstlich gezüchteten Algen über einen wesentlich höheren Chlorophyllanteil verfügen. Besonders effektiv entgiftet die Chlorella pyrenoidosa, weil sie über den intensiv entgiftenden sekundären Pflanzenstoff Sporopollenin verfügt. Sanfter wirkt die Chlorella vulgaris, weil ihre Zellwand vergleichsweise dünn ist.

Autovaccine

Der Begriff Autovaccine (Plural: Autovaccinen) bezeichnet in der Naturheilkunde ein individuell hergestelltes Präparat aus körpereigenen Bakterien des Patienten. Übersetzen lässt sich Autovaccine mit dem Wort „Eigenimpfstoff". Im Gegensatz zur Schutzimpfung, bei der dem Patienten „fremde" Bakterien zur Vorbeugung von Krankheiten verabreicht werden, eignen sich die Autovaccinen gezielt zur Behandlung von chronischen Krankheiten. Deshalb wird hier auch gerne von einer Heilimpfung gesprochen.

Autovaccinen entfalten ihr Wirkspektrum auf das Immunsystem. Sie können das Abwehrsystem trainieren, neu sensibilisieren, modulieren, ein zu schwaches Immunsystem aufbauen oder ein überaktives beruhigen. Einfach ausgedrückt: Autovaccinen helfen dem Körper bei der Selbstheilung. Ein besonderer Vorteil der Autovaccinen liegt in ihrer guten Verträglichkeit. Unterschieden werden zwei Arten: Auto Coli Vaccine und infektionsbezogene Autovaccine.

Die Herstellung erfolgt in spezialisierten Labors unter strengen Auflagen, zu denen auch die sogenannte „Gute Herstellungspraxis“ (Good Manufactoring Practice) gehört. Die gute Herstellungspraxis umfasst eine Reihe von Richtlinien zur Qualitätssicherung der Produktionsabläufe wie auch für die Umgebung in der Produktion. So muss z. B. Reinraumtechnik eingesetzt werden. Das Verfahren ist mehrstufig und kann bis zu mehreren Wochen andauern.

Ärzte wie auch Patienten haben weltweit positive Erfahrungen mit Autovaccinen gemacht und bestätigen Therapie-Erfolge. Der Arbeitskreis für Mikrobiologische Therapie in Herborn führt stetig weitere Studien zur Wirksamkeit durch. Allerdings handelt es sich um keine wissenschaftlich anerkannte Heilmethode.

Geschichte der Autovaccinen

Auch wenn sich der Begriff Autovaccine relativ neu und modern anhört, so haben die wertvollen Eigenimpfstoffe schon eine längere Geschichte vorzuweisen. Entwickelt wurden sie zu Beginn des 20. Jahrhunderts und waren ein bedeutendes „Präparat“ für zahlreiche Erkrankungen, die heute mit Antibiotika behandelt werden. Als Antibiotika den Markt in Westeuropa eroberten, rückten die Autovaccinen in den Hintergrund.

Als Begründer der Autovaccine-Therapie gilt Almroth Wright, der diese im Rahmen seiner Forschungen zur Typhus-Impfung entwickelte. Sein Ansatz war, dass abgetötete Mikroorganismen nicht nur zur Vorsorge, sondern auch zur Heilung bestehender Infekte verwendet werden können. In der Zeit zwischen den Weltkriegen erschienen weit über 400 Arbeiten zum Thema Autovaccine.

Als der schottische Bakteriologe Alexander Fleming, der selbst eifrig im Bereich der Autovaccinen geforscht hatte, 1928 zufällig das Penicillin entdeckte, wurden die Eigenimpfstoffe im westlichen Europa zugunsten des „neuen“ Heilmittels verdrängt. In der Naturheilkunde spielen Autovaccinen nach wie vor eine große Rolle. In Deutschland beschäftigt sich der Arbeitskreis für Mikrobiologische Therapie in Herborn seit 1954 mit den Autovaccinen und kann einen breiten Wissensschatz vorweisen.

Auto Coli Vaccine

Eine Auto Coli Vaccine enthält nützliche, unschädliche (apathogene) E. coli Bakterien aus der Darmflora des Patienten. Die nützlichen Kolibakterien sind an das Milieu und die Stoffwechselvorgänge im Körper des Patienten gewöhnt und können sein Immunsystem wirkungsvoll beeinflussen. Sie verfügen über das Lipid A-Analogo, das eine Immunantwort auslösen kann, regulieren die TH1-TH2 Immunbalance und können die Zytokinfreisetzung ändern.

Die E. Coli Bakterien für eine Auto Coli Vaccine werden aus einer Stuhlprobe gewonnen. Ihr Einsatzgebiet sind zahlreiche Erkrankungen, die durch ein geschwächtes ober überaktives Immunsystem hervorgerufen werden, darunter Akne, Neurodermitis, Heuschnupfen, Hausstauballergie, Bronchialasthma, häufige oder chronische Infekte der Atemwege (Husten, Schnupfen, Nebenhöhlenentzündung, Mandelentzündung), häufige oder chronische Infekte des Magen-Darm-Traktes, chronischer Durchfall, chronische Verstopfung, wiederkehrende Harnwegsinfekte. Auto Coli Vaccinen können zudem als vorbeugendes Mittel bei allgemeiner Infektanfälligkeit und zum Schutz vor saisonalen Infekten angewendet werden.

Je nach explizitem Krankheitsbild kann das Immunsystem durch die Auto Coli Vaccine trainiert, wieder hoch- oder runtergefahren werden. Leidet der Patient zum Beispiel ständig unter Blasenentzündung, sorgt der Eigenimpfstoff dafür, dass die Abwehr sich wieder stärker formatiert, damit die Erreger erst gar keine Chance mehr haben.
Im Falle von Neurodermitis oder Allergien reagiert das Immunsystem mit überschießenden Abwehrleistungen. Hier drosseln Auto Coli Vaccinen die Aktivität und bringen sie wieder auf ein normales Level.

Die Grundlage zur Herstellung einer Auto Coli Vaccine bildet die Stuhlprobe des Patienten. Ein kleiner Teil davon wird in eine Verdünnungslösung gegeben und homogenisiert, sodass sich die nicht benötigten Bestandteile von den Darmbakterien lösen (Keimisolierung). Die so gewonnenen Bakterienkulturen werden anschließend in einer speziellen Lösung vermehrt. Anschließend erfolgt die Auswahl der für den Patienten und sein Krankheitsbild nützlichen E. Coli Bakterien, die abgetötet und zu einer klaren, geruchlosen Flüssigkeit weiterverarbeitet werden. Diese wird antiseptisch abgefüllt und muss anschließend kühl und vor Licht geschützt gelagert werden. Nach Anbruch ist das Präparat ca. 6 Wochen haltbar.

Infektionsbezogene Autovaccine

Diese Art der Autovaccinen kommt bevorzugt bei chronischen Erkrankungen, die auf eine gestörte Darmflora, insbesondere durch Antibiotika-Therapien und andere Medikamente wie Säureblocker und Cortison, oder auf dauerhafte Infektionen zurückgehen, zum Einsatz. Das können u. a. chronisch rezidivierende Pilzinfektionen, chronisch rezidivierende Furunkel und Abszesse, schwere Ausprägungen bakterieller Infektionen, Akne, Parodontitis oder Vaginose sein.

In diesem Fall zielt die Entnahme von Bakterien zur Herstellung der Autovaccine auf die Krankheitserreger ab. Dazu werden Gewebeproben direkt an der erkrankten Stelle, z. B. Eiter, Abstriche der Mundschleimhaut, Zahnfleischtaschen, des Genitalbereichs, Urin entnommen. Der Ablauf der

Herstellung entspricht dem der Auto Coli Vaccine, nur dass lediglich die krankheitsauslösenden Keime isoliert, vermehrt, abgetötet und zu einer geruchsneutralen klaren Stammlösung verarbeitet werden.

Der krankheitserregende Keim rückt wieder in den Fokus des Abwehrsystems, das Immunsystem wird entsprechend aufgerüstet. Auch die Regulierung der Helferzellen TH1 und TH2 für eine ausgeglichene Immunbalance steht bei dieser Therapie im Vordergrund.

Langfristiges Therapieziel mit Autovaccinen

Die Wirkung der körpereigenen Impfstoffe zur Heilbehandlung darf nicht mit einem schnell wirksamen Medikament verglichen werden. Symptome verschwinden nicht von jetzt auf gleich. Vielmehr geht es um eine nachhaltige Stärkung und Regulation des Immunsystems, damit es wieder für Antikörper sensibilisiert wird und angemessen reagiert. Alle Prozesse benötigen ihre Zeit und zeigen langfristig eine positive Wirkung. Der Einsatz von Autovaccinen kann dazu beitragen, dass die Antibiotikagabe auf das Nötigste, wie akute und lebensgefährliche Infektionen, reduziert wird, was die Darmflora doppelt freut.

Autovaccine Darreichungsformen, Behandlungsdauer und Kosten

Ausgangsbasis aller Darreichungsformen für Autovaccine ist die fertige Stammlösung. Daraus lassen sich im Schritt der Weiterverarbeitung Injektionen oder orale, nasale, perkutane Autovaccinen, meist als Sprays (Nasenspray, Mund- und Rachenspray, Hautspray), in der benötigten Konzentration und Menge fertigen. Der behandelnde Arzt/Therapeut wird die geeignete Anwendungsoption meist im Vorfeld mit dem Patienten besprechen. Während orale, nasale und perkutane Autovaccine problemlos vom Patienten selbst angewendet werden können, ist für die Injektionen der Arzt/ Therapeut zuständig.

Der Arzt erstellt meist einen Therapieplan. Der Organismus soll sich langsam an die Autovaccine gewöhnen. Daher wird zum Einstieg eine bestimmte Dosis und Zeitspanne, beispielsweise 2x wöchentlich, gewählt, wobei eine kontinuierliche Steigerung erfolgt. Bei Bedarf und entsprechend der Entwicklung kann die Dosis jederzeit individuell angepasst werden. Nach ca. 5 bis 6 Wochen wird in der Regel ein erstes Resümee durch Analyse gezogen, welches den Ausschlag für das weitere Vorgehen gibt.

Die Kosten für eine Autovaccine-Therapie inklusive Untersuchung, Beratung, Gewebeentnahme, Herstellung und ggf. Injektionen durch den Arzt bewegen sich im dreistelligen Bereich, wobei es auch auf Art und Menge der Autovaccine,

Herstellungsaufwand, Darreichungsform, Dauer der Behandlung ankommt. Diese Kosten werden ausschließlich privat abgerechnet und zählen nicht zu den gesetzlichen Kassenleistungen.

Risiken und Nebenwirkungen von Autovaccinen

Da die Bakterien für die Herstellung von Autovaccinen aus dem eigenen Körper stammen, sind sie im Allgemeinen sehr gut verträglich. Als Risiko wird der allergische Schock bei Injektion genannt. Es kann mitunter zu Erstverschlimmerungen oder vorübergehenden Immunreaktionen wie Müdigkeit, Grippegefühl, Missempfindungen kommen. Lokale Reaktionen, z. B. Brennen, Rötung oder ausstrahlende Schmerzen, die nur kurzzeitig andauern, sind möglich. Blähungen, Verstopfung oder Durchfall können ebenfalls auftreten.

Einschränkungen für die Behandlung mit Autovaccinen

Nicht angeraten ist eine Autovaccine-Therapie bei Leukämie, einem Mangel an weißen Blutkörperchen, Tuberkulose und schweren Leberschäden. Bei Patienten, die mit Immunsuppressiva behandelt werden oder eine Chemotherapie durchführen, ist die Einsatzmöglichkeit von Autovaccinen genauestens zu prüfen und abzuwägen.

Kinder jeden Alters können mit Autovaccinen behandelt werden, für Säuglinge und Kleinkinder kommt jedoch nur die orale oder perkutane Applikation in Frage. Ab dem 7. Lebensjahr ist die Autovaccine-Injektion eine weitere Option.

Stuhltransplantation

Durch eine Stuhltransplantation ist es möglich, die Darmflora eines Menschen auf einen anderen Menschen zu übertragen. Geprägt ist der Begriff durch den therapeutischen Ansatz, den sie verfolgt: Die Besserung bzw. Heilung von Erkrankungen, die mit einer geschädigten Darmflora einhergehen. Durch die Übertragung von Stuhl eines gesunden Spenders auf einen erkrankten Empfänger erhält dieser aktives Basismaterial, damit seine Darmflora sich neu aufbauen und in einem ausgeglichenen Verhältnis entwickeln kann. Das wiederum sorgt dafür, dass schädliche, krankheitsverursachende Keime zurückgedrängt werden, anstatt sich weiter auszubreiten. So kann der „Selbstheilungsprozess" in Gang gesetzt werden.

Die fäkale Mikrobiota-Transplantation gilt als gesicherte Therapie bei Patienten, welche an einer rezidivierenden Clostridium difficile-Infektion (CDI) leiden und wurde bereits vielfach erfolgreich durchgeführt. In der Stuhltransplantation steckt allerdings noch mehr Potential, weshalb Wissenschaftler eifrig forschen, um die Einsatzmöglichkeiten bei anderen Erkrankungen, darunter Morbus Crohn, Colitis ulcerosa, Reizdarmsyndrom, Multiple Sklerose und Autismus, zu erweitern. Die Stuhltransplantation hat als individueller Heilversuch Einzug in die europäischen Behandlungsrichtlinien gefunden.

Hintergründe zur Stuhltransplantation

Die ältesten Nachweise für die Stuhltransplantation liefern die Beschreibungen und Erfahrungsberichte über die orale Aufnahme von menschlichem Stuhl bei schweren Durchfallerkrankungen und Lebensmittelvergiftungen des chinesischen Alchemisten Ge-Hong aus dem vierten Jahrhundert. Im 16. und 17. Jahrhundert wurde die Bakterien-Transplantation erneut thematisiert u. a. vom deutschen Arzt Christian Franz Paullini, der 1697 in seinem bezeichnenden Buch „Heilsame Dreck-Apotheke" erläutert, wie die Einnahme von Stuhl bei Durchfallerkrankungen erfolgt.

Die Tiermedizin kennt dieses Verfahren seit dem 16. Jahrhundert als sogenannte „Transfaunierung". Sie wird bis heute bei Pferden mit Darmkoliken erfolgreich angewendet. Die erkrankten Tiere erhalten eine Lösung, die aus Kot von gesunden Pferden und den darin enthalten Bakterien hergestellt wird.

Ende der 1950-er Jahre rückte die Stuhltransplantation in Amerika erstmals wieder in den Blickpunkt, als sie bei einem Patienten in Denver, der nach einer Antibiotikatherapie an einer pseudomembranösen Colitis litt, mit großem Erfolg durchgeführt wurde. Den Durchbruch schaffte die Fäkaltherapie erst 2013 durch eine Vergleichsstudie niederländischer Mediziner, die wegweisend werden sollte.

Ein Teil der Patienten mit rezidivierender Clostridium difficile-Infektion bekam den Stuhl eines gesunden Spenders übertragen, während ein anderer Teil mit einem Antibiotikum behandelt wurde. Nahezu alle Patienten, die Spenderstuhl erhalten hatten, konnten von dem bösartigen Durchfallkeim befreit werden, das Ergebnis der Patienten mit Antibiotika war dagegen wenig zufriedenstellend. Bis heute kommt die Fäkal-Transplantation bei Clostridium difficile-Infektionen mit überragenden Ergebnissen zum Einsatz, *die Erfolgsrate liegt weit über 90 %.*

Weitere Forschungen wollen nun herausfinden, bei welchen anderen Erkrankungen die Stuhltransplantation ebenfalls eine profunde Heilmöglichkeit sein könnte. Erste Versuche gibt es beim Reizdarmsyndrom, der Colitis ulcerosa sowie in Bezug auf Übergewicht und Fettleibigkeit.

Effektive Darmsanierung bei einer Clostridium-difficile-Infektion

Das Bakterium Clostridium difficile kann sich im Darm von Menschen und Tier finden, wenn eine unbemerkte Ansteckung erfolgt ist. Die Erreger werden über den Stuhl ausgeschieden und können über verschiedene Wege in den Darm eines Menschen geraten. Einer davon ist die Schmierinfektion, bei der Spuren des Bakteriums über die Hand weitergegeben werden. Da diese Bakterien extrem widerstands- und überlebensfähig sind, können sie als Sporen an verschiedensten Oberflächen haften bleiben und dort sehr lange weiterleben. So gelangen sie dann irgendwann auch von der Hand in den Mund und dann in den Darm.

Eine Ansteckung mit dem Keim muss nicht zwangsläufig eine Erkrankung auslösen. Unter normalen Darmbedingungen und bei einer intakten Darmflora kann das Bakterium völlig unbemerkt und schadlos verweilen.

Bei Krankenhauspatienten, Personen, die über eine längere Zeit mit Antibiotika behandelt wurden, älteren Menschen und bei Vorerkrankungen erhöht sich jedoch das Risiko einer Ausbreitung des Darmkeims und der damit verbundenen Infektion durch die entzündungsfördernden Giftstoffe, die er ausscheidet.

Diese Darmentzündung zeigt sich mit wässrigen und teils blutigen Durchfällen, Bauchschmerzen, Übelkeit und Fieber. Die Krankheit kann auch mit schweren Komplikationen verlaufen und sogar tödlich enden. Aus diesem Grund wird sie mit Antibiotika behandelt. In der Mehrzahl der Fälle ist die Antibiotika-Therapie erfolgreich, es gibt jedoch auch Patienten, bei denen die Infektion relativ kurze Zeit nach einer Antibiotikabehandlung wieder auftritt (rezidivierend) oder die Antibiotika erst gar nicht anschlagen (therapierefraktär).

Die Bakterienvielfalt im Darm nimmt durch eine Antibiotika-Therapie ab. Der schädliche Keim breitet sich weiter und stärker aus, wenn die Darmflora sich nicht selbst regeneriert. Jede erneute Antibiotikagabe, um die Infektion endlich unter

Kontrolle zu bringen, kann das Risiko für eine sich wiederholende Infektion vergrößern. Daher sind mehrfache Rückfälle und schwere wie auch tödliche Verläufe bei Patienten mit sich wiederholender oder therapieresistenter Clostridium-difficile-Infektion nicht ungewöhnlich.

Diesen Teufelskreis kann eine Stuhltransplantation endlich durchbrechen, wie die beeindruckenden Erfolge zeigen. Dabei wird der aufbereitete Stuhl eines gesunden Spenders mittels Magen-, Darm- oder Nasensonde auf den erkrankten Empfänger übertragen. Ziel des Verfahrens ist, dass die nützlichen Bakterienkulturen des Spenderstuhls im Darm des Empfängers Fuß fassen, sich vermehren und eine „neue" ausgeglichene Darmflora bilden, bei denen die guten Bakterien die Oberhand haben und die pathogenen Keime verdrängen.

Die Stuhltransplantation gilt als gesicherte Therapie bisher für die rezidivierende oder therapierefraktäre Clostridium-difficle-Infektion. Das bedeutet: Die Infektion tritt innerhalb von zwei Monaten nach einer Antibiotika-Therapie erneut auf (rezidivierend) oder spricht auf die konventionelle Therapie nicht an (therapierefraktär).

Geeignete Spender für eine Stuhltransplantation und Voraussetzungen

Als Spender kommt grundsätzlich jede gesunde Person mit einem gesunden Darm, ohne akute oder chronische Infektionskrankheiten in Frage. Am besten eignen sich Familienangehörige und nahe Verwandte, da hier, aufgrund der genetischen Verbindung, ähnliche Mikrobiom-Strukturen wahrscheinlich sind. Auch das Infektionsrisiko wird gemindert. Dennoch sind auch nichtverwandte Spender möglich.

Im Idealfall hat der Spender in den letzten 12 Monaten kein Antibiotikum eingenommen. Infektionskrankheiten wie HIV, Hepatitis B und C, Parasiten, Würmer und gastrointestinale Erkrankungen, z. B. Reizdarm oder chronisch entzündliche Darmerkrankungen müssen ausgeschlossen sein. Hierzu werden umfangreiche Tests durchgeführt. Auch der Stuhl wird analysiert und insbesondere auf pathogene Darmkeime hin untersucht.

Durchführung der Stuhltransplantation

Ist der geeignete Spender gefunden, wird von dem frischen Stuhl die benötigte Menge (je nach Übertragungsart Sonde oder Koloskopie) entnommen, mit einer sterilen Kochsalzlösung verdünnt und durch Mischen der Komponenten homogenisiert. Anschließend erfolgt ein mehrfaches Filtern des Gemischs, um Feststoffe und gröbere Substanzen, beispielsweise unverdaute Ballaststoffe oder bereits abgestorbene Bakterien, zu entfernen. Jetzt ist das Stuhltransplantat einsatzbereit.

Je eher der Spenderstuhl verarbeitet und verabreicht werden kann, umso besser. Dies sollte innerhalb von sechs Stunden geschehen. Die Stuhlsuspension lässt sich mittels Nasen-, Magen-, oder Darmsonde in den Zwölffingerdarm oder Dickdarm des Empfängers einbringen. Dabei wird die Stuhlsuspension über die Darmschleimhaut verteilt, damit sich die guten Bakterien leichter ansiedeln können.

Der Patient wird rechtzeitig auf die Stuhltransplantation vorbereitet. Zunächst erfolgt eine etwa 10-tägige Behandlung mit einem Glykopeptid-Antibiotikum, das die Reste der geschädigten Darmflora beseitigt und den Darm optimal auf die „neuen" Bakterienkulturen vorbereitet. Dieses Antibiotikum muss 1-2 Tage vor der Stuhltransplantation abgesetzt werden. Der Patient sollte weniger als drei Stuhlgänge pro Tag haben, damit die Bakterien nicht wieder „weggespült" werden.

Als Nebenwirkungen der Behandlung werden mitunter kurzzeitige Durchfälle, Aufstoßen, Fieber, Übelkeit oder Bauchkrämpfe genannt. Natürlich ist nie ganz auszuschließen, dass andere Nebenwirkungen auftreten, in dieser Hinsicht gibt es derzeit wenig Anhaltspunkte. So könnte z. B. das Mikrobiom eines übergewichtigen Spenders auch beim Empfänger zu einer Gewichtszunahme führen, wie dies in Mäuseversuchen belegt wurde. Auch die Übertragung von anderen Krankheiten sei nie ganz auszuschließen, weshalb einige Fachleute fordern, die Blut- und Stuhluntersuchungen beim Spender zu erweitern.

Ansonsten zeigt sich die Therapie, die in spezialisierten Kliniken durchgeführt wird, sehr gut verträglich und vor allem effizient. Über 90 % der Patienten mit einer Clostridium-difficile-Infektion können mit dieser Methode geheilt werden. Nach der Transplantation erfolgt in regelmäßigen Abstand eine Kontrolle auf die Gifte der Krankheitserreger.

Die Stuhltransplantation in ihrer Gesamtheit, mit allen Vor- und Nachuntersuchungen, ist vom Patienten selbst zu zahlen, da für diese individuelle Heilmethode weder die gesetzlichen noch die privaten Krankenkassen in Leistung treten. Im Schnitt ist mit Gesamtkosten von etwa 1.000 Euro zu rechnen.

Alternativen zur invasiven Fäkal-Transplantation: Spenderbank und Kapseln

Es bleibt ohne Zweifel, dass eine Stuhltransplantation, auch wenn sie von Familienangehörigen oder Verwandten kommt, immer ein Stück weit Überwindung kostet. Nicht nur wegen des persönlichen Unbehagens, sondern auch wegen der aufwendigen Verfahrensmethoden mittels Sonden.

Die Verwendung des frischen Stuhls erfordert ein schnelles Handeln. Daher ist die Wissenschaft damit beschäftigt, die Stuhltransplantation in Zukunft einfacher durchführen zu können. Hier finden sich zwei wegweisende Ansätze und zwar mit tiefgefrorenem aufbereiteten Spenderstuhl: Die sogenannte Spenderbank und Kapseln zum Einnehmen.

Kanadische Forscher haben in einer Studie die Wirkung von tiefgefrorener Stuhlsuspension, die bedarfsgerecht aufgetaut werden kann, im Vergleich zu frischer Stuhlsuspension untersucht. Das Ergebnis: Es gibt keinen Unterschied in der Effektivität.
Eingefrorener Spenderstuhl könnte somit zum Aufbau von Spenderbanken führen, was einen Großteil an Logistik und individuellen Untersuchungen einsparen könnte. Es sind allerdings noch etliche Aspekte abzuklären, etwa Langzeitrisiken, Organisation und Haftungsfragen.

Die orale Stuhltransplantation durch eine magensaftresistente Kapsel ist in ihrer Wirkung ebenfalls identisch mit der invasiven Stuhltransplantation. Grundlage ist auch hier die Stuhlsuspension, die in Kapseln abgefüllt und dann bei ca. - 80 Grad dauerhaft gelagert wird. In Deutschland hat die Uniklinik Köln bereits CDI-Patienten mit der Bakterienkapsel erfolgreich behandelt und bietet diese Methode bei Indikationsstellung an.

Darüber hinaus finden sich Ansätze, den Spenderstuhl durch spezielle, abgestimmte Bakterienstämme zu ersetzen, von denen man weiß, dass sie bei Patienten mit CDI nicht mehr oder in unzureichender Menge vorhanden sind. Das könnte man sich wie eine Art intelligenten Bakterienmix vorstellen.

Fachleute warnen davor, eine Stuhltransplantation selbst durchzuführen

Nur spezialisierte Kliniken mit erfahrenem Personal sind die richtige Adresse für eine Stuhltransplantation und zwar derzeit ausschließlich für die Diagnose rezidivierende oder therapierefraktäre Clostridium-difficile-Infektion. Auch wenn es bereits einige Untersuchungen der Wirkung von Stuhltransplantaten bei Reizdarm, Colitis ulcerosa, Morbus Crohn gibt, so finden sich keine gesicherten Studien. Zu viele Fragen sind noch offen.

Mediziner und Wissenschaftler raten von einer Eigenbehandlung unbedingt ab, für die sich Tipps und Anleitungen im Internet oder einschlägigen Magazinen finden. Beschrieben wird z. B. die Methode, wie man einen Spenderstuhl von Angehörigen oder Verwandten mit Kochsalzlösung und Handrührgerät aufbereitet und per Einlauf in den Darm einbringt. Da die Aufbereitung nicht unter optimalen Bedingungen erfolgt, sterben dabei die Bakterien schon durch die Sauerstoffabnahme schnell ab. Fremdstuhl kann zudem mit hochinfektiösen Keimen besiedelt sein und sollte daher nie ohne vorherige Untersuchung verwendet werden.

Mit Ayurveda den Darm sanieren

Die altehrwürdige indische Heilkunst Ayurveda sieht die Entgiftung von Körper und Geist als essentiell für ein gesundes, zufriedenes und aktives Leben. Der Darm nimmt dabei eine zentrale Rolle ein. Demnach kann der Mensch nur dann körperlich und geistig gesund bleiben, wenn die Verdauung einwandfrei funktioniert und täglich neues Körpergewebe (Rhasa-Datu) entsteht.

Der optimale Transport, die Zerlegung der Nahrung in ihre Nährstoffe, deren Weiterleitung an alle Zellen sowie die Ausscheidung der Abfallstoffe werden durch die Lebensenergien oder Doshas - Vata, Pitta und Kapha - beeinflusst, die immer im Gleichgewicht sein sollten, da sie alle Stoffwechselvorgänge im Körper steuern. Ungesunde Ernährung, Bewegungsmangel, Stress können das ausgeglichene Verhältnis der Lebensenergien ungünstig verschieben und beeinträchtigen, somit auch die Verdauung. Um die Doshas im Gleichgewicht zu halten, sind neben der richtigen Ernährung auch die Darmsanierung, Sport, Entspannung durch Massagen und Ölgüsse, Meditation und Yoga Kernelemente des Ayurveda.

Das Verdauungsfeuer Agni spielt eine ebenso große Rolle, denn wenn es gestört ist, entsteht Ama. Das sind Schadstoffe, toxische Abfallprodukte, unverdaute Nahrungsbestandteile. Diese müssen den Körper wieder verlassen, weshalb die ayurvedische Medizin verschiedene Ausleitungsverfahren kennt. Im Hinblick auf die Darmreinigung ist das sogenannte Shank Prakshalana das Mittel der ersten Wahl.

Unter dem Namen Panchakarma werden fünf Handlungen zusammengefasst, die eine umfassende Entgiftung herbeiführen und sowohl den gesamten Körper wie auch die Psyche einschließen. Daneben haben sich in der westlichen Welt auch einige kleinere Ayurvedakuren für den Darm etabliert, etwa die Frühlingskur. Grundsätzlich sind größere Ayurvedakuren wie das Panchakarma immer individuell auf die Person abgestimmt, weshalb es hier keine unabdingbar festgelegten Einzelschritte gibt.

Für ayurvedische Darmkuren sollte man sich Zeit nehmen, denn gerade hier kommt das Sprichwort: „In der Ruhe liegt die Kraft" besonders zum Tragen.

Am besten verknüpft man die Darmsanierung und Entgiftung mit Urlaubstagen. Nachher fühlt man sich im wahrsten Sinne des Wortes wie neugeboren. Ideal sind Kuren und Reinigungsrituale, die von erfahrenen Ayurveda-Lehrern oder speziell auf alternative Heilverfahren ausgerichtete Kliniken angeboten werden. Es finden sich aber auch für den Hausgebrauch einige Kuroptionen.

Agni und Ama

Agni bedeutet so viel wie Verdauungsfeuer. Das Verdauungsfeuer, oder die Verdauungskraft, bezieht sich jedoch in der Ayurveda-Lehre nicht allein auf den Darm, sondern gilt als wichtiges Element für alle Stoffwechselprozesse im Körper, auch die psychischen Komponenten sind darin eingeschlossen. So bestimmt Agni z. B. das Erscheinungsbild und den Zustand von Haut und Haaren sowie das mentale Befinden und die Gefühle des Menschen.

Ist Agni gestört oder brennt das Verdauungsfeuer nicht richtig, führt das zur Bildung von Ama. Ama lässt sich gleichsetzen mit krankheitserregenden, giftigen Stoffwechselprodukten und schließt auch unverdaute oder teilweise verdaute Nahrung ein. Ama ist klebrig, schleimig, trüb, kalt, verstopft die Zellen und blockiert die Körperkanäle. Die indische Heilslehre geht davon aus, dass ein gestörtes Verdauungsfeuer nahezu für alle inneren Erkrankungen verantwortlich ist und die Lebensqualität erheblich beeinträchtigt. Anzeichen von Ama sind z. B. Appetitlosigkeit, Schweregefühl, Antriebslosigkeit, Trägheit, Verdauungsstörungen, Zungenbelag. Falsche Ernährung, mangelnde Bewegung, reichlich Stress, fehlende Entspannung, Übergewicht sind Faktoren, die das Verdauungsfeuer schwächen und für die Bildung von Ama sorgen.

Ama muss also ausgeleitet werden, um Körper und Geist gesund und vital zu erhalten. Dazu bieten sich im Ayurveda verschiedene Methoden und Kuren an. Aber es ist auch wichtig, Ama vorzubeugen mit einer ausgewogenen und individuell angepassten Ernährung, dem gesunden Maß an Bewegung, Entspannungs- und Atemtechniken.

Shank Prakshalana

Shank Prakshalana, wörtlich übersetzt: Reinigung der Muschel, kennzeichnet in der Ayurveda-Lehre ein besonderes Ritual der Darmreinigung.
Dabei wird der gesamte Darmtrakt vom Magen bis zum Enddarm mit Salzwasser gespült und durch begleitende Yoga- oder Meditationsübungen entspannt. Dieses Ritual, dem sich eine spezielle Diät anschließt, soll die Verdauung und die

angrenzenden Organe von Grund auf regenerieren. Shank Prakshalana zeigt sich als effektive Darmreinigung im Rahmen einer umfangreichen Darmsanierung, kann aber auch bei Lebensmittelunverträglichkeiten, Übersäuerung, chronischen Kopfschmerzen, Migräne, Hautproblemen oder Asthma durchgeführt werden.

Nachfolgend wird die große Darmreinigung „Poorna Shank Prakshalana" im Ablauf beschrieben:

Am Vortag des Rituals sollte keine feste Nahrung mehr zugeführt werden. Zu Beginn der yogischen Darmreinigung wird ein Glas warmes, leicht gesalzenes Wasser mit einer Salzkonzentration von ca. 0,9 % getrunken. Dann folgen einfache Yoga- oder Meditationsübungen. Diese helfen gezielt dabei, das Wasser durch den Darm zu befördern. In diesem Wechselspiel aus Salzwasser trinken und jeweils fünf weiteren Übungen geht es für einige Runden weiter.

Sobald sich der erste Stuhldrang einstellt, wird der Darm nach Beendigung der aktuellen Übungen entleert. Bis zu 16 Gläser Salzwasser und mehr werden dabei getrunken, bis die Ausscheidungen genauso klar sind wie das getrunkene Wasser. Danach erfolgt als Abschluss die Reinigung des Magens durch das sogenannte Kunjal Kriya (herbeigeführtes Erbrechen) sowie die als Neti bezeichnete Spülung der Nase mit Salzwasser, um auch diese Schleimhäute von schädlichen Stoffen zu befreien.

Dieses große Ritual kann bis zu 3 Stunden dauern und ist für Anfänger mitunter anstrengend. Deshalb folgt eine ca. 45-minütige Ruhephase, um die neue Leichtigkeit bewusst zu spüren. Danach wird „Kitchari" gereicht. Das ist eine spezielle Mahlzeit aus gekochtem Reis, Linsen und geklärter Butter (Ghee), die Magen und Darm jetzt sehr gut aufnehmen. Sie regt die Verdauung an, sättigt und führt Nährstoffe zu. Die große Darmreinigung kann 2 bis 3-mal jährlich durchgeführt werden.

Milde Schonkost sollte in der Zeit nach dem Reinigungsvorgang zugeführt werden, um den Darm langsam wiederaufzubauen. Zu verzichten ist auf Rohkost, Obst, Milchprodukte, scharfes Gemüse, Fisch, Fleisch, Eier, Süßigkeiten jeglicher Art, Alkohol, Kaffee sowie grünen und schwarzen Tee. Auch Rauchen ist für den frisch gereinigten Darm nicht förderlich.

Zu bevorzugen sind Getreide, Bohnen, Linsen und andere Gemüse in gekochter Form. Der Vorteil dieser Ernährung ist eine deutlich bessere Wahrnehmung der Nahrung, die Geschmacksempfindung wird ebenfalls sensibilisiert. Zwischen 10 und 30 Tage kann diese Ernährungsweise fortgeführt werden.

Das kleine Darmreinigungsritual „Laghoo Shank Prakshalana" ist auch in kürzeren Zeitabständen möglich. Dabei werden nur 6 bis 8 Gläser Salzwasser getrunken und begleitende Übungen durchgeführt. Eine anschließende Ernährung mit Schonkost ist freiwillig.

Mittlerweile haben sich die Salzwasser-Darmspülungen mit unterstützenden Yoga-Übungen auch für zuhause etabliert. So finden sich Anleitungen in Fachliteratur und im Internet, die relativ unkompliziert durchzuführen sind.

Panchakarma - Die ganzheitliche Entgiftung

Das Panchakarma ist ein umfassendes medizinisches Ausleitungsverfahren und gliedert sich grob in die fünf Handlungen: Therapeutisches Erbrechen, therapeutisches Abführen, wässrige (reinigende) Einläufe, ölige (kräftigende) Einläufe, das Einbringen von Heilsubstanzen in den Nasen-/Rachenraum. Vor- und nachbereitende Maßnahmen ergänzen diese Ayurvedakur, die meist in einer speziellen Einrichtung oder Klinik von ausgebildeten Ayurveda-Therapeuten, abgestimmt auf die Konstitution und das aktuelle Beschwerdebild des Patienten, durchgeführt wird.

Krankheitserregende und schädliche Stoffe werden bei dieser Therapie gesammelt und gebündelt, um sie dann konzentriert über die Schleimhäute und den Verdauungsstakt auszuscheiden. Der Prozess der Ausscheidung wird als Shodhana bezeichnet. Bei jeder der Handlungen werden verschiedene Gruppen von krankmachenden Stoffen ausgeleitet, damit die gestörten Lebensenergien wieder in ihr Gleichgewicht finden.

Die Vorbereitungsphase beginnt mit einer leichten Diät, die über einen Zeitraum von 3 bis 7 Tagen angelegt ist. Zudem wird der Darm mit verdauungsfördernden Präparaten versorgt. Anschließend werden dem Patienten Fette und Öle oral oder durch Massagen verabreicht. Unterstützt wird diese Vorbereitungsphase durch verschiedene Wärmebehandlungen und Kräuteranwendungen, die zum Schwitzen führen und so für einen leichteren Abtransport der gelösten Schlacken sorgen.

In steigender Dosierung erhält der Patient morgens ausgelassene Butter, als Ghee bezeichnet, welche die fettlöslichen Giftstoffe über die Schleimhäute herauslösen. Auch hier kann zur Unterstützung mit Wärmeanwendungen gearbeitet werden.

Dann beginnen die gezielten Ausleitungen. Durch die Brechtherapie (Vamana) werden Schlacken, die in den schleimbildenden Zellen der Atemwege festsitzen, ausgeschieden. Die abführende Therapie (Virechana) wird oftmals mit Rizinusöl durchgeführt. Sie reinigt den Bereich vom unteren Magen bis zum Dünndarm von reizenden und entzündlichen Stoffen. Darauffolgende Ölmassagen, z. B. mit Sesamöl, wirken einerseits entspannend, können andererseits auch noch fester sitzende Giftstoffe lösen.

Der berühmte Stirnguß beruhigt das vegetative Nervensystem. Durch verschiedene ölige und wässrige Einläufe (Matra- und Anuvasana-Basti) wird der Dickdarm von Schlackenstoffen befreit und gekräftigt. Als letzter Zyklus folgt die Ausscheidung von Schlacken in Kopf, Nacken und Schultern über die Schleimhäute der Nase (Nasya). Ölmassagen in den genannten Bereichen, Inhalationen, die Aufnahme von reinigenden und funktionsverbessenden Substanzen über die Nase und Wärmeanwendungen unterstützen diesen Prozess.

In der Nachbehandlung werden noch bestehende Störungen mit Ayurveda-Präparaten behandelt, um im Anschluss gezielt die Gesundheit zu fördern. Das geschieht durch eine geeignete leichte Ernährung, die das Verdauungsfeuer wieder zündet und die Einnahme von aufbauenden ayurvedischen Präparaten (Rasayanas).

Weitere Ayurveda-Darmreinigungskuren

Angepasst an die westliche Welt finden sich weitere ayurvedisch inspirierte Darmreinigungskuren, die auch zuhause durchführbar sind und in der Regel einen Zeitraum von 3 bis 7 Tagen umfassen. Dazu gehören entlastende Kuren, bei denen nur Flüssigkeit oder wenig feste Nahrung zugeführt wird und bei denen typisch ayurvedische Zubereitungen zum Einsatz kommen, z. B. Ingwerwasser, Peya (dünne Reissuppe), Vilepi (Getreidesuppe), Kitchari. Diese Reinigungskuren gliedern sich in Einleitungstage, Reinigungstage und Aufbautage.

Sehr beliebt ist die Frühlingskur zur Darmreinigung, die im März oder April und bei völliger Gesundheit durchgeführt wird. Abends, vor dem Zubettgehen, werden zwei Esslöffel Rizinusöl eingenommen und mit heißem Wasser bzw. Tee nachgespült. Der Bauch sollte anschließend mit Sesamöl in kreisenden Bewegungen massiert werden. Sehr leichte Kost oder Fasten, bei regelmäßiger Flüssigkeitszufuhr in Form von geeigneten Tees, unterstützen die reinigende Kur. Danach folgen aufbauende Tage, wobei es sich lohnt, die ayurvedischen Ernährungsrichtlinien zu beachten.

Ayurvedische Ernährungsrichtlinien

In der ayurvedischen Heilkunde trägt die richtige Ernährungsweise zu einer guten Verdauung bei und hält damit die Lebensenergien im Gleichgewicht. Hier ein Auszug:

- Essen bis zum Sättigungspunkt, nicht darüber hinaus.
- Richtiger Rhythmus: Frühstück, Mittagessen, Abendessen, jeweils zwei bis drei Stunden Pause zwischen den Mahlzeiten, um der Verdauung Zeit zu geben und sie nicht zu überlasten.

- Schwere und unverdauliche Speisen sind generell zu meiden.
- Im Sommer, während und nach Krankheit oder Sport sollte leichte Kost bevorzugt werden.
- Die Nahrung sollte an die eigene Konstitution und entsprechend dem vorherrschenden Energietyp (Vata, Pitta, Kapha) angepasst sein.
- Kalte und rohe Nahrung ist in Maßen zu genießen, besser sind warme, oder von innen, wärmende Mahlzeiten.
- Gesunde Nahrung im Sinne des Ayurveda enthält die Geschmacksrichtungen süß, sauer, salzig, scharf, bitter und herb im ausgewogenen Verhältnis und zeigt Konsistenzen von hart und fest über weich bis zu flüssig. Ölige und trockene Nahrung halten sich ebenfalls die Waage.
- Beim Essen selbst reichen ein bis zwei Gläser Flüssigkeit aus.
- Die Nahrungsaufnahme sollte in Ruhe, nicht unter Zeitdruck und abgelenkt, in entspannter Position erfolgen.
- Die ausgeglichene Nahrungsmenge setzt sich aus einem Drittel fester Nahrung und einem Drittel flüssiger Nahrung zusammen, wobei das restliche Drittel im Magen ungefüllt bleibt.

Ernährung

Kaum eine Maßnahme bei einer Darmsanierung hat einen so entscheidenden Einfluss wie die Ernährung. Denn wird diese nicht auf darmfreundliche Nahrungsmittel umgestellt, kann man sich alle weiteren Therapiemaßnahmen fast sparen. Man kann sich das so vorstellen, als wenn man ein brennendes Auto auf der einen Seite mit Wasser löscht, aber auf der anderen Seite jemand steht, der ständig Öl nachgießt, sodass das Feuer niemals ausgehen kann.

Man kann eigentlich sagen, dass eine gesunde und darmfreundliche Ernährung, die den individuellen Gegebenheiten angepasst ist, die Grundlage für den Behandlungserfolg einer Darmsanierung darstellt. Besonders die individuellen Verträglichkeiten müssen hier berücksichtigt werden, ansonsten wird eine Darmsanierung erfolglos verlaufen oder zumindest nicht das angestrebte Ziel von vollständiger Gesundheit erreichen.

Somit ist unerlässlich, dass man sich von allgemeinen Ernährungsrichtlinien freimacht, die zwar der allgemeinen Gesundheit zuträglich sein sollen, die aber nicht an die jeweilige persönliche Situation angepasst sind. Hinzukommt, dass viele dieser Ernährungsempfehlungen auf gesunde Menschen bezogen sind, nicht jedoch auf diejenigen, die mit einem erkrankten Darm und womöglich einer Verdauungsschwäche leben.

Wenn beispielsweise die Rede ist von gesunder Vollkornernährung, dann führt diese bei einem geschädigten Darm häufig zu einer weiteren Verschlechterung.

Auch Empfehlungen, die einen intensiven Fleischkonsum nahelegen, wie z. B. bei der Logi-Diät, fördern in der Regel eine desolate Darmsituation, indem die Darmflora zunehmend alkalisch wird und Fäulnisprodukte entstehen.

Auch nicht besser ist die Idee, mit einem desolaten Darm viel Rohkost zu verzehren. Eine erkrankte Darmflora ist mit dieser Ernährungsweise hoffnungslos überfordert, was sich unweigerlich durch eine extreme Gasproduktion im Darm und übelriechende Stuhlgänge bemerkbar macht.
In Kurzform lässt sich die bei einer Darmsanierung angezeigte Ernährung als darmschonend und leicht verdaulich beschreiben, doch bei genauerer Betrachtung stellt man schnell fest, dass das Thema doch wesentlich komplexer ist. *Demzufolge ist es wichtig, sich mit der Ernährung intensiv auseinanderzusetzen* und all die wesentlichen Aspekte zu beleuchten, um am Ende zu der persönlich sinnvollen Ernährungsweise zu gelangen.

Die heutzutage allseits übliche Ernährungsweise macht eine Umstellung auf „gesunde Lebensmittel" allerdings nicht einfach. Schaut man sich die gängigen Nahrungsmittel genauer an, so zeigt sich deutlich, dass die heutige Ernährung quasi aus allem, aber nicht mehr aus rein natürlichen Lebensmitteln besteht.

Neben dem allgegenwärtigen Fastfood ernähren sich die meisten Menschen von denaturieren Lebensmitteln, die vor Konservierungsmitteln, Farbstoffen, Geschmacksverstärkern, Glutamaten und vielen weiteren unnatürlichen Inhaltsstoffen nur so strotzen. Liest man die Inhaltsstoffe von Fertiggerichten genauer durch, so hat man schnell den Eindruck, als würde man sich von einem Chemiecocktail ernähren.

Dass all diese Lebensmittelbestandteile nicht gerade gesundheitsförderlich sind, dürfte auch den größten Skeptiker überzeugen. Und es dürfte auch nicht verwundern, dass viele heutige Zivilisationskrankheiten mit einer ungünstigen Ernährungsweise zusammenhängen. Wenn der Körper permanent mit ungesunden und für ihn abträglichen Nahrungsmitteln konfrontiert wird, führt dies zu einer unnötigen körperlichen Belastung. Im Umkehrschluss bedeutet dies, dass man mit einer bewussten Ernährung einen großen Beitrag zur Gesundheit leisten kann.

Ein besonders großes Problem besteht in dem übermäßigen Verzehr von stark säurebildenden Lebensmitteln. Allen voran sind dies Kaffee, Zucker, Weißmehl, Fleisch, Alkohol und Softdrinks. Diese Nahrungsmittel führen dazu, dass der Körper in ein übersäuertes Milieu gerät und nicht ausreichend Mineralstoffe zur Verfügung stehen.

Wichtig bei einer darmgesunden Ernährungsweise ist auch, auf gärungsfördernde Lebensmittel zu verzichten. Nahrungsmittel, die im Darm zu Gärungsprozessen führen, tragen zu einem ungünstigen Darmmilieu bei, in dem sich die schädlichen Darmbakterien besonders wohl fühlen und die Ansiedelung gesunder Bakterien erschwert wird.

Eine Ernährungsumstellung ist ein langfristiger Prozess, der sich nicht innerhalb weniger Tage umsetzen lässt und dessen Erfolg sich auch nicht in sehr kurzer Zeit einstellt. Und auch trotz größter Disziplin wird es zwischendurch immer mal wieder kleinere oder auch größere Rückschläge geben. Denn nicht immer ist die nötige Disziplin im Alltag so ohne weiteres umsetzbar.

Da ist die Hektik des Alltags, da sind die täglichen Reize, mit denen man nicht immer freiwillig konfrontiert wird, und da ist auch manches Mal ganz einfach ein schwacher Wille, der bei dem Anblick der Lieblingstorte oder der Naschereien der Kollegin nachgibt. Die Reue stellt sich zumeist dann ein, wenn der Körper mit unliebsamen Symptomen aufbegehrt und sich nach einer noch so kleinen „Sünde" die altbekannten Bauchschmerzen, Blähungen oder Durchfälle einstellen.

Wichtig ist, dass man sich durch solche kleinen Nachgiebigkeiten nicht gänzlich hängen lässt. Denn so lange das Grundgerüst der gesunden Ernährung bestehen bleibt und man das zu erreichende Ziel nicht aus den Augen verliert, kann ein kleiner Rückschlag im wahrsten Sinne des Wortes „verdaut" werden. Wesentlich für den langfristigen Erfolg ist schließlich, dass man seinen Weg nicht gänzlich verlässt und sich nicht der Schlendrian einnistet, indem sich eine Nachlässigkeit an die nächste reiht.

Wie also sollte man sich ernähren, wenn die Darmflora aus ihren Fugen geraten ist?

In erster Linie sollte unbedingt auf die individuell verträglichen und unverträglichen Nahrungsmittel geachtet werden. Denn nicht alles, was als gesund bezeichnet wird, ist für jeden geeignet. Alles, was der Körper nicht verträgt, führt zu einer weiteren Verschlechterung der Darmsituation. Wer also von einer Laktose-, Gluten-, Histamin- oder Fruktoseintoleranz betroffen ist, sollte die jeweiligen Nahrungsmittel vom Ernährungsplan streichen oder diese nur in den verträglichen Mengen essen.

Darüber hinaus ist wichtig, auf gärungsfördernde Lebensmittel zu verzichten, denn Gärungsprozesse begünstigen immer die Situation der krankmachenden Darmbakterien. Zu den besonders blähungsfördernden Nahrungsmitteln gehören bekanntermaßen alle Kohlsorten wie z. B. Rosenkohl und Weißkohl, aber auch Erdnüsse, Sojabohnen, Schwarzwurzeln und Hülsenfrüchte verfügen über ein großes gärungsförderndes Potential. Ob es zu Blähungen kommt, ist meistens mengenabhängig. In kleinen Mengen werden diese Lebensmittel von vielen Menschen vertragen, erst bei größeren Portionen entstehen die unliebsamen Blähungen.

Wenn sie in kleinen Mengen verzehrt und vertragen werden, leisten diese Gemüsesorten einen guten Beitrag zur Darmgesundheit, denn durch ihren hohen Ballaststoffgehalt unterstützen sie die Darmflora. Wer zuvor nur sehr wenige Ballaststoffe zu sich genommen hat, sollte die Ernährungsumstellung sehr langsam angehen. Ein geschädigter Darm ist an eine derartige Ernährungsform nicht gewöhnt und wird damit hoffnungslos überfordert. Gärungsprozesse lassen dann nicht lange auf sich warten und bringen Blähungen und Bauchschmerzen mit sich.

Treten derartige unliebsame Symptome auf, sollten vorübergehend etwas weniger Ballaststoffe gegessen werden. Am besten steigert man die ballaststoffreichen Lebensmittel wochenweise, um den Darm in kleinen Schritten an die neue Ernährung zu gewöhnen.

Die verzehrten Lebensmittel sollten so natürlich wie möglich sein und nicht in Form von Dosenfutter oder anderen Fertiggerichten verzehrt werden, weil diese meistens Konservierungsmittel und andere chemische Zusatzstoffe enthalten, die der Darmflora nicht zuträglich sind.

Bei dem Thema „gesunde Ernährung" wird auch häufig die Rohkost angesprochen. Für einen gesunden Darm gibt es sicherlich nichts Wünschenswerteres als diese gesunde Ernährungsform. Bei einem kranken Darm jedoch führt dies leider eher zu einer weiteren Verschlimmerung, als dass sich irgendwelche Besserungen einstellen würden.

Warum ist das so?

Nun, lassen Sie uns einen Blick auf die geschädigte Darmflora werfen. Diese kann sich nur regenerieren, wenn man ihr keine Fäulnis- und Gärungsprozesse zumutet. Nur dann wird es überhaupt gelingen, eine erkrankte Darmflora wieder in ihr Gleichgewicht zu bewegen. Doch wenn ein Mensch mit einer unzureichenden Verdauungsleistung und einer Darmdysbiose viel Rohkost zu sich nimmt, sind Gärungsprozesse und eine weitere Verschlechterung der Darmflora schon vorprogrammiert.

Anti-Pilz-Ernährung

Bei vielen Personen geht eine Darmsanierung mit einer Candida-Therapie einher, denn wie bereits erwähnt, ist der Candida-Hefepilz häufig bei einer desolaten Darmflora anzutreffen. In diesen Fällen werden an die Ernährung ganz besondere Anforderungen gestellt.

Je nach Ausprägung der gestörten Darmflora und der Ausbreitung des Candidas kann es erforderlich sein, diese Ernährungsweise nicht nur einige Wochen lang durchzuführen, sondern sogar mehrere Monate. In schwerwiegenden Fällen macht es Sinn, sie sogar 9 bis 12 Monate beizubehalten.

Die Basis der Ernährungsumstellung besteht darin, auf Zucker, Alkohol, Weißmehl und Hefe zu verzichten. Bei Zucker ist darauf zu achten, dass man alle Zuckersorten meidet, sodass auch vermeintlich „gesunde" Süßungsmittel wie Agavendicksaft, Ahornsirup, Traubenzucker, Fruchtzucker und Honig nicht verwendet werden dürfen. Zucker ist der Hauptnährstoff für den Candida, und wenn dieser nicht mehr zur Verfügung steht, wird dem Candida das Überleben entsprechend erschwert.

Bei einem sehr starken und/oder hartnäckigen Candidabefall kann es erforderlich werden, den Verzehr von allen Kohlenhydraten drastisch einzuschränken. Dies bedeutet, dass auch Lebensmittel wie Kartoffeln, Nudeln, Dinkel, Buchweizen, Mais, Amaranth, Soja, Reis und alle weiteren Getreidesorten nur noch in sehr kleinen Mengen verzehrt werden dürfen.

Ja, dies klingt hart und erscheint fast unmöglich, sind wir in unserer modernen Gesellschaft schließlich tagtäglich von Kohlenhydraten umgeben. Aber aus eigener Erfahrung kann ich nur auf die Bedeutung des extremen Verzichts auf Kohlenhydrate bei einer starken Candidabelastung hinweisen. Nur bei wirklich konsequenter kohlenhydratreduzierter Diät wird sich in hartnäckigen Fällen tatsächlich der Erfolg einstellen. In extremen Einzelfällen muss sogar noch einen Schritt weiter gegangen werden, indem auf sämtliche Kohlenhydrate verzichtet wird.

Die Basis der Anti-Pilz-Ernährung bilden Gemüse und fruktosearme Obstsorten wie z. B. Grapefruit. Hier sind keine Nährstoffe vorhanden, die für den Candida lebensnotwendig sind.

Hinzukommt, dass diese Lebensmittel sehr faserhaltig und ballaststoffreich sind und den Gesundungsprozess des Darms unterstützen. Allerdings gilt es hierbei zu beachten, dass man immer nur so viel Gemüse und Obst isst, wie der Darm vertragen kann. Da ein geschädigter Darm schnell durch eine zu ballaststoffreiche Ernährung überfordert wird, muss an dieser Stelle die individuelle Verträglichkeit herausgefunden werden, um mögliche Gärungen zu vermeiden.

Das Verhindern von Gärungsprozessen ist auch der Grund, warum die Mahlzeiten besonders in der Anfangsphase gekocht oder gedünstet werden sollten. Eine geschädigte Darmflora ist mit Rohkost in der Regel restlos überfordert, sodass die unvollständig verdaute Nahrung zu Gärungen führt und das candidafreundliche Darmmilieu bestehen bleibt oder sogar noch vorangetrieben wird.

Ergänzend zu den Gemüse- und Obstmahlzeiten können Fleischprodukte in kleinen Mengen verzehrt werden. Idealerweise sollten diese aus Geflügel oder Fisch bestehen. Rotes Fleisch, und hier insbesondere das Schweinefleisch, ist bekanntermaßen für den Darm nicht sehr zuträglich.
Auch Milchprodukte und Eier können verzehrt werden, soweit hier keine Allergien oder Intoleranzen bestehen.

Die Ernährungsumstellung ist für die meisten Menschen eine sehr große Herausforderung, bei der man so manches Mal tatsächlich aufgeben möchte. Doch ähnlich wie bei einem Raucher, der auf seinem Weg zum Nichtraucher besonders in den ersten Tagen und Wochen seine Zigaretten vermisst, ist es auch bei einer so gravierenden Ernährungsumstellung hauptsächlich die Anfangszeit, in der die Umgewöhnung so schwerfällt. Aus diesem Grund ist es empfehlenswert, den Beginn der Anti-Pilz-Ernährung nicht in eine stressige Phase zu legen, sondern in eine Zeit, in der man die nötige Muße und Energie hat. Zeitpunkte wie Weihnachten oder Geburtstage sind hier sicherlich die ungünstigsten Termine, denn gerade bei diesen Anlässen wird man mit vielen Nahrungsmitteln konfrontiert, die nun mal gar nicht konform gehen mit der kohlenhydratreduzierten Ernährungsweise.

Besonders schwierig ist eine derartige Umstellung für Kinder, denn sie stehen ständig mit Süßigkeiten in Kontakt. Je nach Alter des Kindes ist es außerdem erforderlich, entsprechende Bezugspersonen wie Lehrer oder Eltern von befreundeten Kindern einzubeziehen.

Denn nur so kann gegebenenfalls verhindert werden, dass die Anstrengungen der Ernährungsumstellung nicht unnötigerweise zunichte gemacht werden, indem durch leichtsinniges Gummibärchenessen die Hefepilzkolonien wieder explodieren können.

Das Thema Candida ist so umfangreich, dass man an dieser Stelle noch viele weitere Aspekte beschreiben könnte. Allerdings würde das den Rahmen dieses Buches sprengen, sodass ich Ihnen empfehle, bei einem Bedarf nach weiteren Informationen mein Buch „Neue Energie ohne Candida“ zu lesen.

Probiotische Nahrungsmittel

Dass eine gesunde Darmflora für die menschliche Gesundheit von allergrößter Bedeutung ist, hat vor einigen Jahren auch die Lebensmittelindustrie für sich entdeckt. Die Anzahl an Produkten, die im Kühlregal stehen und probiotische Inhaltsstoffe enthalten, ist seit Jahren kontinuierlich gestiegen und mittlerweile auch in Werbesendungen tagtäglich präsent.

Allen voran ist hier probiotischer Joghurt zu nennen, der von verschiedenen Anbietern beworben wird. Aber auch Milch-Mix-Getränke, Molke, Müsli und Wurstwaren werden inzwischen mit Probiotika angereichert. Auch Hersteller von Babynahrung sind dazu übergegangen, einigen Produkten probiotische Substanzen zuzusetzen. Es ist längst nicht mehr zu übersehen – probiotische Nahrungsmittel sind zurzeit groß in Mode. Und es besteht auch kein Zweifel mehr daran, dass sie zurzeit das erfolgreichste Segment der funktionellen Lebensmittel ausmachen.

All die, als probiotisch gekennzeichneten Produkte, enthalten lebende Milchsäurebakterien, die über die Nahrung bis in den Darm gelangen sollen, um sich hier günstig auf die Darmflora auszuwirken. Teilweise darf allerdings angezweifelt werden, ob all die Versprechungen, die allabendlich aus den Fernsehern in die Wohnzimmer flattern, wirklich das halten, was sie versprechen.

Aber es wäre sicherlich die falsche Konsequenz, an dieser Stelle alle Produkte über einen Kamm zu scheren. Eine genauere Betrachtung der Herstellungsweise und Inhaltsstoffe schafft hier schnell Klarheit und bringt etwas mehr Sicherheit für den noch unerfahrenen Kunden.

Ein wesentlicher Aspekt für die Wirksamkeit der in diesen Produkten enthaltenen Probiotika besteht darin, dass diese ihre Wirkung erst dann entfalten können, wenn sie die Magen-, Gallen- und Dünndarmpassage lebend überstehen. Dies ist ein ganz wichtiger Faktor, denn einige Produkte enthalten Probiotika, die den Darm erst gar nicht erreichen, weil sie vorher bereits durch die Magen- und Gallensäure zerstört werden.

Hinzukommt, dass einige Produkte, die zwar als probiotisch bezeichnet werden, über einen so geringen Anteil dieser Substanzen verfügen, dass diese kaum einen positiven Einfluss auf die Darmflora erreichen.
Und schließlich wird die Entscheidung für oder gegen ein probiotisches Lebensmittel nicht einfacher, wenn man sich so manche Inhaltsstoffe genauer anschaut. Da gibt es zwar einige Hersteller, die vollmundig damit werben, dass ihre Produkte besagte gesundheitsfördernde Milchsäurebakterien enthalten, die sogar in der Lage seien, die Magen- und Gallensäure unbeschadet zu passieren, aber wenn man die weiteren Inhaltsstoffe analysiert, stehen diese nicht für eine darmfreundliche Ernährung.

Insbesondere geht es hierbei um Inhaltsstoffe wie Glukose-Fruktosesirup, Zucker, Aspartam, Dextrin oder Zitronensäure, die auf Basis von Schimmelpilzen hergestellt wird. Von all diesen Zutaten ist die eine so darmschädlich wie die andere und es ist fragwürdig, wie ein probiotisches Lebensmittel, das zwar auf der einen Seite gesundheitsfördernde Milchsäurebakterien enthält, aber auf der anderen Seite auch darmfloraschädliche Substanzen, tatsächlich die Darmgesundheit fördern soll.

Denn besonders die zuckerhaltigen Inhaltsstoffe sind Candida-Förderer par excellence. Wenn man sich mit probiotischen Lebensmitteln beschäftigt, kommt in diesem Zusammenhang nicht selten die Frage auf, inwieweit sich diese von probiotischen Nahrungsergänzungsmitteln und Arzneimitteln unterscheiden.

Probiotische Nahrungsmittel unterliegen nicht den strengen Vorschriften, wie sie für Präparate herangezogen werden. Ein weiterer sehr wesentlicher Unterschied besteht darin, dass probiotische Lebensmittel der Ernährung dienen, nicht jedoch für die Behandlung von Krankheiten vorgesehen sind.

Joghurt

Ursprünglich entstand Joghurt womöglich aus reinem Zufall, nämlich durch eine ungewollte Säuerung von Milch. Man vermutet, dass Joghurt seinen Anfang im Balkan, genau genommen im heutigen Bulgarien, nahm. Noch heute gehört Joghurt in Bulgarien zur täglichen Mahlzeit und ist dort ein Grundnahrungsmittel.

Der Joghurt ist auch unter dem Namen Yahurth bekannt, und auf genau diesen Joghurt geht die milchsäureproduzierende Bakterie Bacillus bulgaricus zurück, die wir heute noch in viele probiotischen Nahrungsmitteln und Nahrungsergänzungsmitteln vorfinden.

Maßgeblich beteiligt an dieser bulgarischen Erfolgsgeschichte ist der aus dem bulgarischen Ort Tran stammende Arzt Dr. Stamen Grigorov. Denn er war es, der das Geheimnis um die Joghurtinhalte seinerzeit preisgab. Er wollte Anfang des 20. Jahrhunderts herausfinden, welches Bakterium für die Fermentation von Milch verantwortlich ist und stieß bei seinen Forschungen auf ein stäbchenförmiges Bakterium. Hierbei handelt es sich um das bereits erwähnte Bacillus bulgaricus, das in seinem ausführlichen Namen auch den Namen seines Entdeckers trägt: Lactobacillus delbureckii subsp. Bulgaricus Grigoroff 1905.

Wie sehr Joghurt noch heute mit Bulgarien verbunden ist, zeigt übrigens auch, dass es ein Joghurt-Museum im Geburtsort von Dr. Grigorov gibt, und Joghurt eines der Wahrzeichen Bulgariens ist.

Von diesem Bakterium weiß man mittlerweile, dass es sogar Krebserkrankungen beeinflussen kann, indem unter anderem das Wachstum von Krebszellen unterdrückt wird. Eine Studie aus dem Jahr 1986 am Nationalinstitut für Gesundheit und medizinische Forschung in Paris kam sogar zu dem Ergebnis, dass das Brustkrebsrisiko verringert werden kann, je mehr Joghurt konsumiert werde. Inzwischen sind zahlreiche Studien im Zusammenhang mit dem fast wundersam anmutenden Joghurt durchgeführt worden.

Der Siegeszug des Joghurts in andere europäische Länder ist dem gebürtigen Russen Dr. Ilja Metschnikow zu verdanken, der von Anfang an ein großes gesundheitsförderndes Potential im Joghurt sah, und der als der Begründer der heute so stark propagierten probiotischen Ernährung gilt.

Dr. Metschnikow war zu seiner Zeit ein äußerst gefragter Wissenschaftler und enger Freund des Bakteriologen Louis Pasteur. Seine herausragenden Forschungen im Bereich der Immunologie brachten ihm gemeinsam mit Paul Ehrlich im Jahr 1908 sogar den Nobelpreis für Medizin ein. Durch eine weltweit durchgeführte Umfrage, die das Pasteur Institut in Paris seinerzeit durchführte, und dessen Leiter Dr. Metschnikow damals war, stieß man wohl eher zufällig auf das Thema Joghurt.
Denn überraschenderweise ergab die Umfrage, dass es gemessen an der Bevölkerungszahl in Bulgarien die größte Anzahl Hundertjähriger gab. Man führte das hohe Lebensalter auf den intensiven Konsum von Joghurt zurück und legte damit den Start für die weitere Erforschung von Joghurt und milchsauren Lebensmitteln.

Aufgrund seiner wissenschaftlichen Tätigkeit kam Dr. Metschnikow zu der Erkenntnis, dass die im Darm entstehenden Fäulnisbakterien ursächlich an einem vorschnellen Alterungsprozess und vielen Krankheiten beteiligt sind. Die Freisetzung von toxischen Substanzen, die im Zusammenhang mit Fäulnisprozessen entsteht, kann den Körper förmlich vergiften.

Eine Erkenntnis, die nunmehr 100 Jahre alt ist und zunehmend in Vergessenheit geriet, ist heute aktueller denn je. Denn wenn man die vielen Menschen betrachtet, die unter Verdauungsproblemen und anderen gesundheitlichen Einschränkungen leiden, die auf eine erkrankte Darmflora und ein Übermaß an Fäulnisbakterien zurückzuführen sind, dann wird klar, von welch großer Bedeutung die Erkenntnisse von Metschnikow bereits waren.

Nicht weniger interessant sind allerdings auch seine Beobachtungen, die er im Zusammenhang mit der Eindämmung der Fäulnisprozesse machte. Denn er war überzeugt davon, dass die unerwünschten und zerstörerischen Bakterien und Mikroben mit den richtigen Maßnahmen in Schach zu halten seien.

In einer seiner Veröffentlichungen („Beiträge zu einer optimistischen Weltanschauung“) verwies er darauf, dass Menschen schon seit Jahrhunderten große Mengen von Milchsäurebakterien zu sich genommen haben. Diese bestanden hauptsächlich aus saurer Milch, Kefir, Sauerkraut oder Salzgurken. Ohne es zu wissen, hätten die Menschen hierdurch schlimme Folgen der sonst üblichen Fäulnisprozesse in den inneren Organen reduziert.

Diese Erkenntnisse brachten ihn dazu, den Wirkmechanismus der Milchsäurebakterien genauer zu erforschen. Hierbei stieß er auf die bulgarischen Bauern, die seit jeher für ihren intensiven täglichen Verzehr von Joghurt, aber auch für ihr überdurchschnittlich hohes Alter bekannt waren.

Und so war es Metschnikows Vermutung, dass es einen Zusammenhang zwischen dem täglichen Verzehr von großen Mengen Joghurt beziehungsweise den Milchsäurebakterien, die im Joghurt enthalten sind, geben müsse. Dr. Metschnikow gilt als der erste Forscher, der annahm, dass Joghurt über einen hohen Gehalt an Milchsäurebakterien verfügt.

Ein Problem, mit dem heutige Joghurthersteller stets konfrontiert werden, besteht darin, dass viele herkömmliche Milchsäurebakterien den langen Weg entlang des Verdauungstraktes nicht oder nur in geringen Mengen überleben. Dies ist auch der Grund, warum probiotische Nahrungsmittel und Nahrungsergänzungsmittel sich häufig auch mit Vorwürfen konfrontiert sehen, ihre Produkte würden nicht zu einer Darmsanierung beitragen.

Hier ist es sicherlich wichtig, die Produktzusammensetzung genauer zu analysieren bzw. zu hinterfragen, welche Bakterien zugesetzt wurden. Mittlerweile verwenden viele Hersteller Bakterienstämme, die bekannt für ihre Robustheit sind, und von denen man weiß, dass sie mit größter Wahrscheinlichkeit auch dort ankommen, wo man sie haben möchte. In der Regel sind dies Stämme von Lactobacillen und Bifidobakterien.

Einige Hersteller verweisen darauf, dass ihr Joghurt eine so große Bakterienmenge enthalte, dass hierdurch sichergestellt sei, dass zumindest ein Teil davon das saure Milieu des Magens überstehe. Dennoch sollte man vollmundige Werbeaussagen immer mit der nötigen Skepsis betrachten, auch wenn ein Promi im Werbespot die angebliche Wirksamkeit bestätigt. Die Realität ist, dass einige Versprechungen, die in der Werbung propagiert werden, leider nicht erfüllt werden können, weil die Konzentration der Milchsäurebakterien ganz einfach zu niedrig ist.

Um ganz sicher zu gehen, dass der Joghurt tatsächlich über die gewünschten darmfreundlichen Bakterien verfügt, sind inzwischen bereits viele Menschen dazu übergegangen, ihren Joghurt selbst herzustellen. Auch andere Gründe spielen hier rein wie beispielsweise die Unverträglichkeit von Kuhmilch oder

Laktose, die man durch die eigene Herstellung mit den persönlich verträglichen Inhaltsstoffen umgehen kann.

Joghurt sollte möglichst frisch verzehrt werden, denn dann verfügt er über den höchsten Gehalt an darmfördernden Bakterien. Schon nach einer Woche nimmt die Anzahl der Bakterien deutlich ab, woran auch die Haltbarkeit des Joghurts nichts ändert. Aber durch die eigene Joghurtherstellung kann auch dieses Problem ganz einfach umschifft werden.

Für ein dauerhaft gesundes Darmmilieu ist es wichtig, dass der probiotische Joghurt regelmäßig verzehrt wird, denn ein nur vorübergehender Joghurtkonsum kann nur einen kurzfristig andauernden Erfolg erreichen.

Brottrunk®

Im Zusammenhang mit der Darmsanierung macht seit vielen Jahren Brottrunk® viel Furore. Als Entdecker gilt der Bäckermeister Wilhelm Kanne aus dem Münsterland, der den Brottrunk® nach jahrelanger Forschung schließlich im Jahr 1981 der Öffentlichkeit zugänglich machte.

Brottrunk® ist ein milchsaures Getränk, das durch ein sehr ausgeklügeltes Produktionsverfahren aus Vollkornbrot hergestellt wird. Er enthält physiologisch wirksame Milchsäure, Buttersäure, Essigsäure und eine sehr vielfältige Mikroflora, zu der auch die Lactobacillen gehören. So enthält jeder Milliliter Brottrunk® nicht weniger als mehrere Millionen Brotgetreidesäurebakterien.

Darüber hinaus sind auch Vitamine, Enzyme, Mineralstoffe und Spurenelemente enthalten, sodass eine sehr positive Wirkung auf die Darmgesundheit und auch auf den gesamten Organismus erreicht wird. Die zahlreichen Nährstoffe resultieren einerseits aus dem Vollkornbrot, das als Grundlage bei der Herstellung dient, aber auch aus dem Gärungsprozess.

Obwohl Brottrunk® extrem sauer schmeckt und der pH-Wert bei lediglich 2,9 liegt, wirkt er im Körper basisch. Dies ist ein wichtiger Aspekt, der teilweise allerdings nicht so eingeschätzt wird. Da kommt es leicht zu Fehlschlüssen, die davon ausgehen, dass sauer schmeckende Lebensmittel im Körper sauer wirken müssten. Bei Brottrunk® hat man sogar die erfreuliche Situation, dass es im Körper einer Übersäuerung entgegenwirken kann bzw. dieser vorgebeugt wird.

Der saure Geschmack ist es allerdings auch, der den Brottrunk® für manche Menschen ungenießbar macht. Dabei kann man mit einfachen Möglichkeiten den Geschmack verbessern, ohne bedeutsame Einschränkungen der Wirksamkeit befürchten zu müssen. So kann man den Brottrunk® je nach persönlicher Vorliebe mit Wasser, Obst- oder Gemüsesaft verdünnen. Man kann auch diese Zutaten mixen und mit Brottrunk® ergänzen. Wenn man den Brottrunk® kalt trinkt, kann er sogar sehr erfrischend schmecken.

So gesundheitsförderlich Brottrunk® auch ist, so gibt es einige Personengruppen, die ihn nicht vertragen. Insbesondere betrifft dies Personen mit einer Histaminintoleranz, bei denen es zu starken Symptomverschlimmerungen kommen kann.

11 Dinge, die bei einer erfolgreichen Darmsanierung nicht fehlen sollten

Damit eine Darmsanierung nachhaltig erfolgreich wird, bedarf es eines multimodialen Behandlungskonzeptes, das auf mehreren Säulen basiert. Hierzu gehören die folgenden:

1. Feststellung der nützlichen und krankmachenden Darmbakterien durch eine spezielle Stuhlprobe
2. Beseitigung der Ursache wie z. B. schlechte Ernährung, Schwermetalle, Verdauungsschwäche oder Stress
3. Zuführung von rechtsdrehender Milchsäure zur Schaffung eines Darmmilieus, in dem die nützlichen Bakterien überleben und sich vermehren können
4. Einnahme von probiotischen Präparaten, um die fehlenden Darmbakterien anzusiedeln, möglichst ergänzt durch Präbiotika
5. Bei Candida-Hefepilzen die Einnahme entsprechender Präparate und Ernährungsumstellung
6. Einnahme von Mineralstoffen auf der Basis von Citraten
7. Regelmäßiger Verzehr von Ballaststoffen
8. Verzicht auf unverträgliche Lebensmittel bei Nahrungsmittelintoleranzen wie z. B. Fruktose-, Laktose-, Gluten- und Histaminintoleranz
9. Behandlung des Leaky Gut Syndroms bei durchlässiger Darmschleimhaut
10. Vermeidung von schädlichen Faktoren wie Antibiotika, Cortison, Konservierungsstoffen
11. Bei einer Verdauungsschwäche sollte die Einnahme von Verdauungsenzymen, Bitterstoffen und/oder Hydrochloridsäure erfolgen.

20 Tipps für Ihre Darmgesundheit

1. Der Beginn einer Darmsanierung kann mit Magnesiumperoxid (Ozovit®) eingeleitet werden. Dies ist besonders hilfreich, wenn im Darm Fäulnisbakterien anwesend sind, denn durch die Sauerstoffzufuhr durch das Magnesiumperoxid wird deren Beseitigung unterstützt.

2. Sorgen Sie für täglichen Stuhlgang, damit der Nahrungsbrei nicht unnötig lange im Darm verbleibt und zu Gärungsprozessen und Giftbelastungen führt.

3. Essen Sie hauptsächlich natürliche Lebensmittel, und verzichten Sie auf Fertigprodukte, die Zusatzstoffe wie Konservierungsstoffe, Aromen und Emulgatoren enthalten.

4. Bewegen Sie sich regelmäßig, täglich mindestens 30 Minuten. Hierdurch wird die Verdauung gefördert, sodass die Nahrung schneller verdaut wird und die Verdauungsreste nicht zu lange im Darm verbleiben.

5. Bei Verstopfung sorgt eine regelmäßige Bauchmassage für eine deutliche Verbesserung. Hierfür kann man mit einer Bürste das Lymphsystem anregen, die Darmtätigkeit aktivieren und Ablagerungen an der Darmwand lösen. Wichtig ist, dass die Massagebewegungen im Uhrzeigersinn erfolgen.

6. Bei Allergien und Nahrungsmittelintoleranzen verzichten Sie auf Nahrungsmittel, die Sie nicht vertragen.

7. Wenn Sie unsicher sind, ob Sie ein Nahrungsmittel vertragen, kann Ihnen das Führen eines Ernährungstagebuches weiterhelfen. Tragen Sie hier die auftretenden Reaktionen bei bestimmten Nahrungsmitteln ein.

8. Trinken Sie 2–3 Liter Wasser täglich. Eine ausreichende Trinkmenge ist insbesondere dann wichtig, wenn Sie reine Ballaststoffe wie Flohsamen oder Leinsamen zu sich nehmen.

9. Unterdrücken Sie nicht den Drang, zur Toilette gehen zu müssen, sondern erlösen Sie Ihren Darm bereits bei dem ersten Anzeichen.

10. Verhindern Sie Verstopfung durch ein morgendliches Glas lauwarmes Wasser oder Kartoffelsaft, das Sie auf nüchternen Magen trinken.

11. Essen Sie Ihre Mahlzeiten in entspannter Umgebung und nicht in Hast und Eile.

12. Halb gekaut ist halb verdaut – kauen Sie gründlich, um die Verdauungsorgane zu entlasten.

13. Wenn die Darmprobleme beispielsweise mit Schwermetallen in Verbindung stehen, sind andere Maßnahmen erforderlich, als wenn die Beschwerden z. B. als Folge einer Antibiotikabehandlung eingetreten sind.

14. Wenn Sie für eine kurzfristige Linderung sorgen möchten, legen Sie einen Safttag ein oder essen Sie zwei Tage lang rohes Sauerkraut.

15. Knoblauch wirkt wahre Wunder bei der Unterstützung der Verdauung und der Darmgesundheit. Hierfür zerkleinern Sie 2 Knoblauchzehen und schlucken diese morgens auf nüchternen Magen mithilfe von einem Glas Wasser herunter. Alternativ können Sie die Knoblauchzehen pressen und den Saft mit lauwarmem Wasser vermischen.

16. Essen Sie regelmäßig milchsaure Lebensmittel, die gesunde Milchsäurebakterien enthalten. Hierzu gehören insbesondere Sauerkraut, Joghurt, Kefir und eingelegtes Gemüse.

17. Wenn Sie Ihre Darmpassagezeit herausfinden möchten, trinken Sie 200 ml Rote Betesaft und beobachten, in welchem Zeitabstand sich rot gefärbter Stuhl einstellt.

18. Je individueller das Behandlungskonzept ausgerichtet ist, umso größer ist der Therapieerfolg.

19. Die Leber wird durch eine geschädigte Darmflora stark belastet, allerdings wird sie auch während der Darmsanierung stark gefordert. Unterstützen Sie die Leber mit Mariendistel und Leberwickeln, verzichten Sie auf leberbelastende Lebensmittel wie Alkohol und Zucker.

20. Abführmittel sollten Sie nicht abrupt absetzen, wenn Sie diese über einen langen Zeitraum eingenommen haben. Reduzieren Sie stattdessen die Dosierung langsam.

Sonderteil „Blähungen endlich loswerden“

Vorwort

Blähungen gehören zu den häufigsten Verdauungsbeschwerden. In unserem Gesundheitssystem werden Blähungen als Befindlichkeitsstörung eingeordnet, was harmlos klingt, aber dem Leidensdruck nicht gerecht wird, dem viele Betroffene ausgesetzt sind.

Viele von ihnen fühlen sich nicht nur unpässlich, sondern schlafen schlecht, sind tagsüber müde, erschöpft und unkonzentriert. Nach dem Essen setzt die bleierne Müdigkeit ein und den Rest des Tages ist man schachmatt. Außerdem ist da noch der dicke aufgedunsene Bauch, der nicht nur äußerst unschön anzusehen ist, sondern auch noch heftig schmerzt.

Als würde all das noch nicht reichen, gesellen sich noch unangenehme Gerüche hinzu, sodass man sich an manchen Tagen kaum noch aus den eigenen vier Wänden traut. Wer schon lange von diesem Übel betroffen ist, wird immer verzweifelter und am Ende mit der Verlegenheitsdiagnose „Reizdarm“ aus der Arztpraxis entlassen.

Guter Rat ist dann ziemlich teuer, das kann man hier fast wörtlich nehmen. Denn all die Pillen und Tinkturen haben bisher nur das Portemonnaie entlastet, nicht jedoch den Blähbauch.

Doch all das muss nicht sein – mit dem richtigen Wissen kann man auch die hartnäckigsten Blähungen für immer und ewig los werden, wenn man erst mal den Auslöser kennt! Die Ursachen für Blähungen sind allerdings sehr vielfältig und ohne umfangreiches Wissen oft nur schwer herauszufinden.

Lesen Sie nachfolgend, wie Sie den oder die Auslöser Ihrer Blähungen finden können und die Luft in Ihrem Bauch endlich der Vergangenheit angehören kann und wie man auch bei augenscheinlich aussichtslosen Situationen die Blähungen los wird.

Es sind doch nur Blähungen – aber man spricht nicht drüber

Während in früheren Zeiten Blähungen und auch ein hörbarer Pups durchaus gesellschaftsfähig waren, und die Ägypter und Römer einen „Gott der Darmwinde“ hatten, wird heute das Thema am liebsten totgeschwiegen. In einigen anderen Kulturen ist der Umgang jedoch offener. So ist es in China nicht ungewöhnlich, sich ungeniert und ohne Rücksicht auf die Umwelt der Luft im Bauch zu entledigen.

Blähungen gehören womöglich zu den größten Tabuthemen unserer heutigen Zeit. Vielleicht ist das der Grund, warum im Internet so viel danach gesucht wird? Bei Google wird der Suchbegriff „Blähungen“ jeden Monat durchschnittlich 100.000-mal eingegeben. Diese Zahl zeigt aber noch mehr, denn man sieht, wie viele Menschen sich mit Blähungen herumschlagen und nach Lösungen suchen. Anonym und in Foren tauschen sie sich aus und sind für jeden noch so kleinen wirksamen Tipp dankbar.

Blähungen gelten als lästig. Schlimmer noch ist es für die Betroffenen jedoch, wenn sich die Blähungen auch für die Außenwelt bemerkbar machen. Sei es, dass das Abgehen der Winde nicht geräuschlos vor sich geht oder sich unangenehme Gerüche ihren Weg suchen.

Spätestens dann, wenn man den Mitmenschen sein heikles Verdauungsproblem nicht mehr verheimlichen kann, ist der Leidensdruck oft so groß, dass man verzweifelt nach Abhilfe sucht. Aber dies kann ein langer Weg werden, wenn man nicht schnell genug die tatsächliche Ursache für das Verdauungsübel herausfindet.

Oft ist schnelle Abhilfe gefragt, und die Frage der Fragen gilt es zu klären: „Warum entstehen die Blähungen und wie werde ich sie wieder los?“

Und mit wem spricht man über dieses Thema? Mit dem Ehepartner, mit dem Hausarzt, mit dem Arbeitskollegen, der einen auf das Problem bereits angesprochen hat? Oder greift man erst mal zur Selbsthilfe – und die bedeutet in der heutigen Zeit Google. Schließlich gilt das Internet nicht umsonst als die wichtigste Informationsquelle für gesundheitliche Fragen.

Aber ab einem gewissen Punkt gelangt man dann nicht mehr weiter, man landet immer wieder in denselben Foren und auf ähnlichen Texten, die einem bisher auch noch nicht die Erlösung gebracht haben.

Dabei kann der Leidensdruck sehr groß sein. Besonders an Tagen, an denen das Rumoren im Bauch gar nicht mehr aufhören will, die Blähungen mit stinkenden Pupsen den Körper verlassen und man ausgerechnet an diesem Tag ein ganz wichtiges Meeting hat. Wer schon lange mit Blähungen zu tun hat, greift dann schnell auf sein persönliches Notfallkit zurück, denn man ist im Laufe der Zeit sein eigener Blähungsspezialist geworden.

Aber wie es im Leben leider oft so ist - das Notfallkit liegt irgendwo, nur nicht da, wo man es braucht. Zu allem Überfluss ist die Apotheke Meilen weit entfernt und der Chef sitzt einem drängelnd im Nacken.

Da ist dann immerhin derjenige im Vorteil, der eher unter festsitzenden Blähungen leidet, die sich nicht für die Außenwelt kenntlich zeigen, indem sich diese nicht mit aufmerksamen Duftfahnen bemerkbar machen. Aber die Schmerzen bei festsitzenden Blähungen sind weitaus heftiger als bei abgehenden Düften. Also beides nicht optimal - Schmerzen nicht und Pupsen auch nicht.

Auch Essen in Restaurants kann dann manches Mal zur Qual werden. Man hat sowieso schon seit Stunden Bauchschmerzen und soll nun abends beim Geschäftsessen auch noch etwas essen, was die Sachlage zu einer Notlage verschärfen kann?

Keine Auswahl beim Essen, sondern gegessen wird, was der Chef ausgesucht hat. Als Vorspeise gibt es einen Salatteller mit Knoblauchöl, Bohnen und Sonnenblumenkernen. Als Hauptspeise liegt Rosenkohl auf dem Teller, das gebratene Hasenfleisch ist mit einer leckeren Knoblauchsoße übergossen, und die Kartoffeln leider nur halbgar. Und abschließend gibt es einen Obstsalat mit Joghurt und Müsli. Und weil das alles noch nicht reicht, kommt der Alkohol noch oben drauf. Das ist dann so, als ob man Öl ins lodernde Feuer gießen würde.

Da ist es am sinnvollsten, ganz auf Alkohol zu verzichten - die Ausrede „Vielen Dank, aber ich muss noch Autofahren, ist in der heutigen Zeit ja salonfähig geworden und kommt leichter über die Lippen als wenn man sagt: „Nein danke, ich habe Blähungen“.

Was sind Blähungen?

Wer Blähungen hat, leidet nicht nur unter einem schmerzhaft aufgeblähten Bauch, der abends nicht mehr in die Lieblingshose passt, sondern er hat oft auch ein Problem, wenn er sich in Gesellschaft begibt. Während sich bei dem einen die Blähungen festsetzen, und die Gase nicht abgehen, entweichen die Gase bei dem anderen Betroffenen unaufhörlich. Das bedeutet oft, dass sich die Gase geräuschvoll bemerkbar machen und die Raumluft unangenehm benebeln. Ganz ehrlich - wem ist das schon angenehm?

Täglich produziert der Darm bis zu 2 Liter Gase, in Extremfällen auch noch wesentlich mehr. Der durchschnittliche Mensch mit einer der heutigen Zeit üblichen Ernährung stößt pro Tag etwa einen halben Liter Darmgase aus. Zu den intensiv gasproduzierenden Menschen zählen Personen, die viel Rohkost und Vollkornprodukte verzehren.

Ein Großteil der Luft gelangt über die Darmschleimhaut ins Blut und von dort aus zur Leber oder Lunge. Über die Leber werden die Gase verstoffwechselt, über die Lunge werden sie abgeatmet. Der Gasanteil, der über diese Entsorgungswege nicht aus dem Körper entweichen kann, wird über den Darmausgang, also den After, ausgeschieden. Meistens wird das Gas geräusch- und geruchlos nach außen transportiert, ohne dass wir dies bewusst erleben.

Wird vom Darm mehr Gas produziert als über diese Entsorgungswege aus dem Körper befördert werden können, beginnt das Problem mit den Blähungen. Die Gase drücken gegen die Bauchdecke und auf andere Organe, der Bauch wölbt sich unschön nach vorn und schmerzt.

Durch den Stoffwechsel der Millionen von Coli-Keimen entstehen auch Gase, die teilweise sehr übel riechen. Hierfür sind besonders Fäulnisprozesse verantwortlich, die bei der Eiweißzersetzung entstehen. Bei dem Vergärungsprozess durch die zuständigen Darmbakterien entsteht Schwefelwasserstoff.

Dies ist der Hauptstoff, warum Blähungen einen faulen Geruch entwickeln. Wer schon mal in Neuseeland, den USA oder Island Geysire besucht hat, wird dort diese Gerüche wiedererkannt haben. Die Gebiete, in denen die Geysire aktiv sind und die Erde wie in einem Kochtopf brodelt, stinken nach faulen Eiern.

Es ist nichts anderes als Schwefelwasserstoff, und man fühlt sich hier sofort an übelriechende Blähungen erinnert. Für die Mitmenschen machen sich Blähungen durch diese unangenehmen Schwefelwasserstoffgerüche bemerkbar, aber es gibt auch festsitzende Blähungen, die sich nur schwer auflösen und zu sehr schmerzhaften Bauchschmerzen bis hin zu Koliken führen können.

Hier fühlen sich die Betroffenen wie aufgetrieben und klagen über einen stundenlang aufgeblähten Bauch. Die Schmerzen strahlen oft auch in weitere Körperregionen aus, bis in den Rücken und die Herzgegend hinein. So entstehen mitunter Fehldiagnosen, weil z. B. Rückenschmerzen nicht auf Blähungen zurückgeführt werden.

Bei Kindern gelten Blähungen als ein besonders großes Diagnoseproblem. Schon so manches Kind ist unnötig mit Verdacht auf eine Blinddarmentzündung im Krankenhaus gelandet, obwohl es Blähungen hatte. Aber gerade bei Kindern können Blähungen sehr schmerzhaft werden, sodass sie aufgrund starker Schmerzen kaum noch laufen können.

Bei Erwachsenen ist der Bauch so stark vorgewölbt, sodass abends eine andere Hosengröße erforderlich sein kann als tagsüber. Wenn man als Frau angesprochen wird, ob man schwanger sei, kann es allerdings zu unangenehmen Situationen kommen. Soll man sich dann ehrlich machen und antworten: „Nein, ich bin nicht schwanger – ich habe Blähungen?“

Was als kleiner Pups beginnt, kann als lästiges chronisches Übel enden. Dabei ist es völlig normal, dass etwas Luft im Darm vorhanden ist. Auch der schwefelhaltige Gasgeruch ist nicht unüblich, weil er durch die an der Verdauung beteiligten Darmbakterien entsteht.

Dies geschieht meistens, ohne dass man es bemerkt. Spätestens dann, wenn diese Darmgase unangenehme Gerüche annehmen und sich diese in der Raumluft verbreiten, sind Blähungen jedoch nicht mehr zu ignorieren. Insbesondere dann, wenn man berufstätig ist und die Arbeitskollegen wieder die Nase rümpfen, können Blähungen zu einem wirklichen Problem werden.

Dauern die Beschwerden über einen langen Zeitraum an, ohne dass eine organische Ursache herausgefunden wird, stellen Therapeuten oft die Diagnose Reizdarm – was nicht selten als eine Verlegenheitsdiagnose zu sehen ist.

Als Folge der Blähungen überdehnt der Darm, was zu einer veränderten Lage des Darms und der benachbarten Organe wie der Bauchspeicheldrüse, Leber, des Herzens und des Zwerchfells führen kann. Hierbei erlahmen nicht nur die eigentliche Darmtätigkeit und die Darmmuskulatur, sondern der Bauchinnendruck erhöht sich, und die Blutzirkulation von Darm und Leber wird eingeschränkt.

Indem das Zwerchfell hochgedrückt wird, können das Herz und die Lunge nicht mehr uneingeschränkt arbeiten, sodass sich Symptome wie Atemnot, Herzstolpern und ein Ziehen in der linken Körperhälfte bemerkbar machen.

Die Luft, die sich im Darm ansammelt und als Pups entweicht, ist alles andere als harmlos, denn sie enthält Giftstoffe wie Kresol, Fuselalkohole, Phenol und Skatol, die nicht nur zu Entzündungen an der Darmschleimhaut führen können, sondern auch in andere Körperregionen geleitet werden. So kann der Fuselalkohol Methanol zu Benommenheit und Müdigkeit führen. Auch Kopfschmerzen, Konzentrationsmangel, Gereiztheit und erhöhte Leberwerte können hiermit in Verbindung stehen.

Ursachen für Blähungen

Die Ursachen für Blähungen sind äußerst vielfältig, was es für die Betroffenen nicht einfach macht, den tatsächlichen Auslöser ausfindig zu machen.

So können Blähungen organisch oder nervös bedingt sein, durch falsche Ernährung, zu schnelles Essen, aufgrund eines unzureichenden Verdauungsprozess oder durch Bewegungsmangel verursacht werden. Dieses sind nur einige der möglichen Ursachen, aber schon diese kurze Auflistung macht deutlich, dass es nicht einfach ist, den Grund für die Blähungen auf die Schnelle herauszufinden. Doch so lange nicht die tatsächliche Ursache gefunden und beseitigt wird, ist es fast unmöglich, endgültig von Blähungen befreit zu werden.

In den meisten Fällen treten Blähungen ohne begleitende Symptome auf. Man hat nur Blähungen, der Bauch ist also vorgewölbt, die Hose passt nicht mehr, man fühlt sich nicht so richtig wohl in seiner eigenen Haut, und die Blähungen machen sich durch unangenehme Düfte auch für die Umwelt bemerkbar. Spätestens wenn das der Fall ist, und man sich in solchen Situationen am liebsten unsichtbar machen würde, ist man es leid, ständig von Blähungen gequält zu werden.

Und dennoch versuchen die meisten Betroffenen, den Blähungen auf eigene Faust den Garaus zu machen. Meistens jedoch ohne Erfolg, sodass eines ziemlich sicher ist: die nächsten Blähungen kommen ganz bestimmt.

Wer es trotzdem immer noch nicht für nötig hält, medizinische Hilfe in Anspruch zu nehmen, sollte allerdings spätestens dann, wenn weitere Begleiterscheinungen hinzukommen, einen Therapeuten aufsuchen.

Treten neben den Blähungen auch Übelkeit, Erbrechen, verändertes Stuhlverhalten oder sichtbares Blut im Stuhl auf, sollte dies medizinisch abgeklärt werden, um mögliche ernsthafte Erkrankungen ausschließen zu können.

Bewegungsmangel

Bewegung ist eines der effektivsten Mittel gegen Blähungen. Besonders geeignet ist Bewegung als Vorbeugung gegen Blähungen, denn sie wirkt sich positiv auf den Verdauungsprozess aus.

Bewegung bringt den Darm auf Trab und in Schwung, ein träger Stoffwechsel wird angekurbelt. Zum einen wird mehr Energie verbraucht und der Stoffwechsel dadurch angeregt. Andererseits wird die Nahrung schneller verdaut, sodass die Verdauungsreste nicht so lange im Darm verbleiben. Dies wird auch durch die verbesserte Durchblutung der Darmmuskulatur erreicht, die für optimalere

Darmbewegungen sorgt und den Nahrungsbrei schneller weitertransportieren kann. Außerdem wird der Darm wesentlich besser durchblutet und arbeitet aktiver. Die Verdauungsgase können so über den normalen Entsorgungsweg wie Lunge, Leber und Darmausgang reibungsloser entsorgt werden.

Candida

Bei vielen Personen mit Candida-Hefepilzen sind Blähungen das Leitsymptom. Häufig sind es die Blähungen, die den Verdacht auf die Pilze lenken.

Bei Personen mit Candida laufen alle anderen Bemühungen, die Blähungen loszuwerden, ins Leere, solange die Hefepilze nicht beseitigt werden.

Darmdysbiose

Eine Darmdysbiose ist ein häufiger Grund für Blähungen, was im Praxisalltag allerdings häufig nicht berücksichtigt wird. Die Darmflora gilt dann als gestört, wenn die Hauptbakteriengruppen vermindert sind, und die körperfremden Bakterienarten Überhandgenommen haben. Werden dem Darm die notwendigen Leitkeime in Form von Prä- und Probiotika zugeführt, verlieren sich die Blähungen.

Gallensteine

Dass Gallensteine Auslöser von Blähungen sein können, wird immer noch zu selten bedacht. Gallensteine sind ein weit verbreitetes Leiden, das viele Millionen Menschen betrifft.

Sobald sich ein Gallenstein löst und im Gallengang stecken bleibt, kommt es zur äußerst schmerzhaften Gallenkolik. Bleibt ein Gallenstein hängen, kann dies zu einem lebensbedrohlichen Darmverschluss führen, was eine Notoperation erfordert.

Um dem vorzubeugen, wird häufig zur Entfernung der Gallenblase geraten. Diese Operation gilt heute als Routineeingriff, der keine nennenswerten Konsequenzen nach sich ziehen und auch den Verdauungsablauf kaum einschränken soll. Ganz so scheint es aber nicht zu sein. Durch das Fehlen der Gallenblase kann die in der Leber produzierte Gallenflüssigkeit nicht mehr aufgefangen werden und gelangt somit direkt in den Darm, was diesen ständig reizt. Zudem wird die Fettverdauung eingeschränkt.

Ein anderes Problem besteht in dem Verbleib von Gallensteinen in der Leber. Die Leber gilt nach dem Gehirn als das komplizierteste Organ des Körpers. Ihre Hauptaufgabe ist das Entgiften, aber sie hat noch zahlreiche weitere Funktionen zu erfüllen. Auch die Verdauung wird von ihr entscheidend beeinflusst.

Jeden Tag produziert eine gesunde Leber bis zu einen Liter Gallenflüssigkeit, die Bestandteile wie Cholesterin, Gallen- und Mineralsalze enthält. Sind die Gallengänge der Leber mit Steinen blockiert, kann der Gallensaft nicht frei durch die Gallengänge abließen. Der Saft wird aber für eine funktionierende Verdauung benötigt, um die Fettnahrung aufzuspalten. Er wird über den Gallengang an den Zwölffingerdarm abgegeben. Steht nicht ausreichend Gallensaft zur Verfügung, kommt es zu Problemen beim Verzehr von fettreichen Mahlzeiten. Diese Verdauungsprobleme können sich in Form von Blähungen und Bauchschmerzen äußern.

Sind also Gallensteine vorhanden und werden diese nicht beseitigt, werden alle anderen Maßnahmen gegen Blähungen nur kurzfristig helfen.

Um Gallensteine aus der Galle und Leber zu entfernen, empfiehlt sich eine Leberreinigung, die häufig als „Leberreinigung nach Dr. Hulda Clark“ bezeichnet wird. Hierbei kann der Körper auf natürlichem Weg von Gallensteinen befreit werden. Nach einem bestimmten Vorgehensschema erreicht man, dass pro Reinigung einige hundert Gallensteine den Körper über den Darm verlassen.

Diese Reinigung gilt zwar als Erfindung von Frau Dr. Hulda Clark, aber sie selbst weist in ihrem Buch „Heilung ist möglich“ darauf hin, dass es nicht ihre Erfindung sei. Schon vor mehreren Jahrhunderten nutzten die Menschen diese Leberreinigung, um ihre Gesundheit zu erhalten. Sie gilt als risikolos und kann in fast jedem Alter durchgeführt werden, wenn keine Kontraindikationen dagegen sprechen.

Genussgifte

Der Verzicht auf Kaffee und Alkohol kann deutliche Verbesserungen bringen, sei es in der Vorbeugung als auch Beseitigung der Blähungen. Beide Genussgifte enthalten Stoffe, die die Darmschleimhaut reizen und zu Entzündungen führen.

Hormonelle Veränderungen

Dass Hormone einen enormen Wirkungskreis auf den gesamten Organismus haben, ist bekannt. Aber dass eine Veränderung im Hormonhaushalt auch zu Blähungen führen kann, wird nur selten berücksichtigt.
So können insbesondere die Wechseljahre und Schwangerschaft verstärkt Blähungen mit sich bringen. Pendeln sich die Hormone wieder ein, so verlieren sich in den meisten Fällen die Blähungen von ganz allein.

Luftschlucken und Luftessen

Bei einer hastigen Mahlzeit wird doppelt so viel Luft heruntergeschluckt wie bei einem Essen mit normaler Geschwindigkeit. Schon bei jedem normalen Schluck wandern zusammen mit dem Speisebrei zwei Milliliter Luft in den Darm.
Zu einem vergleichbaren Ergebnis kommt es, wenn man lufthaltige Nahrungsmittel verzehrt. Hierzu zählen besonders kohlensäurehaltige Getränke einschließlich Bier, außerdem Softeis, Puddings, Dessertcremes und geschlagene Sahne. Aber nicht nur, wenn wir essen, schlucken wir Luft, sondern auch beim Sprechen, Trinken, bei Bewegung und Sport.

Nebenwirkungen von Medikamenten

Besonders der Verdauungstrakt wird durch Medikamente stark strapaziert und nicht selten überfordert. Symptome äußern sich durch Verstopfung, Durchfall oder Blähungen.

Durch Antibiotika wird der Darm sehr in Mitleidenschaft gezogen, weil die gesunde Darmflora massiv gestört wird. Neben den schädlichen Bakterien werden im Darm auch die nützlichen und für die Gesundheit unbedingt erforderlichen Bakterien eliminiert. Wird die Darmflora nicht wiederaufgebaut, ist dies sehr häufig der Anfang einer langen Karriere mit Bauchschmerzen, Blähungen, Durchfällen und Verstopfung.

Ist die Darmflora geschädigt, kann die Nahrung nicht ausreichend zersetzt werden, sodass durch die Gasbildung Blähungen entstehen. Erst seit wenigen Jahren wird die immense Wichtigkeit des Darmfloraaufbaus nach einer Antibiotikaeinnahme gesehen und in Therapien einbezogen.

Weitere Präparate, die im Verdacht stehen, wie Antibiotika die Darmflora nachhaltig zu schädigen, sind Cortison und Hormone.

Psychische Belastungen

Manchmal hat man das Gefühl, dass das Gehirn im Bauch sitzt. So kennt jeder „Schmetterlinge“ im Bauch, und jeder weiß, dass Liebe durch den Magen geht, aber auch dass sich Ärger und Stress mit Reaktionen des Bauches äußern. Dass psychische Prozesse und Verdauungsabläufe eng miteinander verbunden sind, ist also eigentlich nichts Neues. Und dennoch will man es oft nicht wahrhaben – dieses Bauchhirn, das manchmal wie eine innere Stimme agiert.

Gerät der Körper in Stresssituationen, wird die Verdauung stark beeinträchtigt. Die Aufspaltung der Nahrung kann nicht mehr reibungslos erfolgen, und der Weitertransport des Nahrungsbreis gerät ins Stocken. Dies äußert sich dann durch Blähungen, aber auch durch Verstopfung und Völlegefühl.

Experten gehen davon aus, dass dies aus der Geschichte des Menschen resultiert. In Stresssituationen musste sich der Mensch früher auf Flucht oder Kampf einstellen. Dabei wurden zwar die Kreislauf- und Atemfunktionen angekurbelt, aber der Verdauungstrakt kam zum Erliegen.

Pyrrolurie

Bei einer Pyrrolurie (Kryptopyrrolurie) handelt es sich um eine vererbbare Stoffwechselstörung, die zu einem chronischen B6- und Zinkmangel führt. Werden diese Defizite nicht durch entsprechende Präparate kompensiert, entstehen vielfältige Symptome, die sich bei einigen Betroffenen mit Magen- und Darmproblemen äußern, die mit Blähungen einhergehen.

Wird die Pyrrolurie nicht erkannt und behandelt, entwickeln sich sehr häufig Nahrungsmittelunverträglichkeiten wie eine Histamin- und/oder Fruktose-intoleranz. Auch die Neigung zur Bildung von Gallensteinen ist sehr ausgeprägt. Pyrrolurie wird im medizinischen Alltag kaum berücksichtigt, sodass sie oft unerkannt bleibt.

Unzureichendes Kauen

Eine gute Verdauung beginnt bereits im Mund und somit mit dem Kauen. Durch das im Speichel enthaltene Enzym Amylase werden die wichtigsten Nahrungsbestandteile bereits in kleinere Einheiten zersetzt. Mehrfachzucker werden bereits in Zweifachzucker aufgespalten. Dies trägt entscheidend dazu bei, dass sich erst gar nicht übermäßig viel Gas im Darm entwickeln kann.

Verdauungsschwäche

Durch eine geschwächte Verdauungskraft kommen die Nahrungsbestandteile nur unzureichend verdaut im Darm an. Die Schwäche kann in einzelnen Verdauungsorganen wie Galle, Leber, Bauchspeicheldrüse und Magen begründet sein, aber auch in einer Kombination, weil diese Organe eng miteinander verknüpft sind.

Verstopfung

Obwohl es auf den ersten Blick vielleicht unlogisch klingt – auch durch Verstopfung können Blähungen entstehen. Kann der Darm nicht entleert werden, können die durch normale Verdauungsprozesse entstehenden Darmgase nicht entweichen. Es kommt somit unweigerlich zu einer Gasansammlung, die schließlich zu Blähungen führt.

Weitere Ursachen

Die bisher aufgeführten Ursachen für Blähungen sind in der Regel gut und relativ einfach zu behandeln.

Eines darf nicht vergessen werden: Blähungen können auch ein sehr wichtiger und ernst zu nehmender Hinweis auf eine Erkrankung verschiedener Organe sein wie z. B. der Bauchspeicheldrüse, des Bauchfells und der Magenschleimhaut. Auch bei starken Schmerzen, Erbrechen und starker Gewichtsabnahme als Begleitsymptomen ist unbedingt ein Arzt zu Rate zu ziehen.

Ernährung

Können krankheitsbedingte Ursachen für die Entstehung der Blähungen ausgeschlossen werden, liegt der Grund für den Blähbauch bei sehr vielen Betroffenen in einer falschen Ernährung. Was für den einen als bekömmlich und sehr gesund gilt, kann für den anderen die reine Katastrophe bedeuten. Der Mensch ist ein Individuum, was sich auch beim Thema Ernährung deutlich zeigt.

Während einige Menschen auf Rohkost schwören, kann dies bei anderen Personen zu einem Supergau und großen gesundheitlichen Schäden führen. Jeder muss die für sich verträglichen Lebensmittel herausfinden. Therapeuten können zwar Empfehlungen aussprechen, aber man selbst ist in diesem Fall sein bester Arzt.

Blähungsfördernde Nahrungsmittel

Bestimmte Lebensmittel sind bekannt für ihre blähungsfördernden Eigenschaften. Oft ist die Entstehung von Blähungen mengenabhängig. So wird oft eine kleine Menge der blähungsfördernden Lebensmittel toleriert, eine größere jedoch nicht.

Zu diesen zählen Kohlsorten (u. a. Rosenkohl, Weißkohl, Wirsing, Blumenkohl, Brokkoli), Schwarzwurzeln, Sojabohnen, Erdnüsse, Hülsenfrüchte (Erbsen, Bohnen, Linsen) und kohlensäurehaltige Getränke. So enthält beispielsweise ein halber Liter Weizenbier 3 Liter gebundene Kohlensäure!

Aber auch Getreide führt oft zu Blähungen, besonders sind hier Vollkornprodukte zu nennen. Diese verfügen zwar über einen höheren Nährwert als andere, aber sie sind für den Körper nur von Nutzen, wenn sie verstoffwechselt werden können.

Ist dies nicht der Fall, sollte man stattdessen auf einfache zusammengesetzte Produkte zurückgreifen, die der Körper verarbeiten kann. So vertragen Personen mit einem geschädigten Darm oft einfaches Weizenmehl am besten, insbesondere, wenn es keine Hefe enthält.

Die sogenannten Matzen bestehen nur aus Weizenmehl und Wasser. Sie werden auch bei einer sehr gestörten Darmflora meistens gut vertragen. Da sie keinen Zucker enthalten, sind sie z. B. Zwieback vorzuziehen.

Neben Vollkornprodukten zählen auch Gemüse und Obst zur Gruppe der Ballaststoffe. Sie können nicht direkt vom Stoffwechsel aufgenommen werden und gelten weitgehend als unverdauliche Nahrungsbestandteile. Im Dickdarm wird ein Teil von ihnen fermentiert und dadurch für den Organismus verwertbar umgewandelt.

Die Ballaststoffe, die jedoch auch im Dickdarm nicht ausreichend verdaut werden, wandern unverändert wieder aus dem Körper heraus. Bei der Fermentierung im Dickdarm entstehen Abfallprodukte, die Gas produzieren und zu einem Blähbauch führen.

Obwohl ein gewisser Anteil an Ballaststoffen für die Verdauung sehr förderlich ist, kann ein Zuviel das Gegenteil erreichen und zu unangenehmen Blähungen führen. Mehr als 30 g pro Tag sind für eine reibungslose Verdauung in der Regel nicht erforderlich.

Neben Gemüse und Obst zählen auch Getreide, Hülsenfrüchte, Johannisbrotkernmehl, Guar, Dextrine, Pektin und Cellulose zu den Ballaststoffen und können bei einem zu großen Verzehr blähend wirken.

Da besonders Vegetarier einen hohen Anteil an ballaststoffreicher Nahrung zu sich nehmen, haben sie in der Regel öfter mit Gasbildungen und Blähungen zu tun als Nicht-Vegetarier.

Dass auch Nahrungsmittelzusatzstoffe zu Blähungen führen können, wird kaum bedacht. Zuckerersatzstoffe wie z. B. Sorbit, Aspartam, Mannit und Xylit können sehr schmerzhafte Blähungen auslösen. Indem die Zuckerersatzstoffe im Darm Wasser anziehen, vergrößert sich das Volumen des Darminhalts. Dies führt zu einer vermehrten Darmtätigkeit mit der Konsequenz, dass die Zuckeraustauschstoffe auch in den Dickdarm gelangen. Hier kommt es schließlich zu Blähungen.

Zuckerersatzstoffe sind also nicht so gesund, wie sie nach außen dargestellt werden. Schon leicht erhöhte Mengen können zu Durchfall führen, wenn sich Zuckeraustauschstoffe im Dickdarm befinden.

So ist es wichtig, beim Einkauf auch immer einen Blick auf das Kleingedruckte zu werfen. Wenn eine Verpackung mit der Bezeichnung „kein Zucker“ beschriftet ist, dann kann man in den meisten Fällen davon ausgehen, dass ein Zuckerersatzstoff enthalten ist.

Um blähungsfördernde Speisen verdaulicher zu gestalten, kann man das Essen mit bestimmten Kräutern anreichern. Hierzu werden Kümmel, Anis, Fenchelsamen oder Liebstöckelsamen verwendet. Diese werden beim Kochen zu Beginn mit den eigentlichen Zutaten der Mahlzeit in den Kochtopf gegeben. Auf diesen Trick greifen auch Restaurants gerne zurück – vielleicht, um ihre Raumluft zu schützen?

Falsche Zubereitung der Nahrungsmittel

Rohkost ist für Personen mit einer geschädigten Darmflora kaum verträglich. Bekömmlicher sind Obst und Gemüse in gedünsteter Form.

Wenn Sie das Gemüse z. B. in einer zwar gedünsteten, aber immer noch recht knackigen Form essen, kann auch diese Variante immer noch zu schwer verdaulich für Sie sein. Dünsten Sie stattdessen zunächst etwas stärker, Ihr Darm wird es Ihnen ganz sicher danken!

Wenn Sie unter Gallenproblemen leiden, wird auch hier der Dünster hervorragende Dienste leisten. Anstatt gebratenes, für die Galle schwer verdauliches Fleisch, zu essen, wählen Sie besser gedünstetes Fleisch. Eine bessere Verträglichkeit zeigt sich, wenn die Galle nicht mehr zwickt und der Bauch nicht mehr bläht.

Falsche Kombination der Nahrungsmittel

Es sind nicht immer nur einzelne Nahrungsmittel, auf die der Körper reagiert und sich mit Symptomen beschwert. Es sind oft auch bestimmte Kombinationen, die Ihrem Körper nicht gefallen und die er nicht verdauen kann.

Ein ganz klassischer Fehler ist die Kombination von Obst und Gemüse. Obwohl es einige Ernährungsapostel gibt, die darin kein Problem sehen, sieht die Praxis leider oft ganz anders aus.

Zumindest, wenn es um Personen mit einem geschwächten Verdauungstrakt geht. Diese vertragen diese Obst- und Gemüse-Kombination in der Regel nicht. Wer z. B. eine Unterfunktion der Bauchspeicheldrüse und der Leber hat und Obst und Gemüse gleichzeitig verzehrt, wird als Folge Blähungen und einen aufgetriebenen Bauch als Ergebnis erhalten. Dies wird darauf zurückgeführt, dass es zu Reaktionen zwischen den Fruchtsäuren des Obstes und den Gemüsebestandteilen kommt, die zu Gärungen und somit Blähungen führen.

Das bedeutet: wenn vor dem Essen schon etwas Rohes gegessen werden soll, dann gehört vor eine Gemüsemahlzeit ein Rohgemüse, aber kein Obst. Und umgekehrt gilt: wenn es als Hauptmahlzeit etwas Süßes gibt, ist ein Verzehr von rohem Obst besser verträglich als das Essen von Rohgemüse.

Eine ebenfalls von verdauungstraktgeschädigten Personen oft unverträgliche Lebensmittelkombination ist die von Joghurt, Früchten und Müsli. Auch hier entstehen Reaktionen im Verdauungstrakt, die zu Blähungen führen. Und das ist das für Laien oft so Unlogische: da bemüht man sich um eine so gesunde Ernährung und bekommt als Quittung Blähungen, die es in sich haben.

Milchprodukte werden oft in Kombination mit Zitrusfrüchten und saurem Gemüse nicht vertragen. Aber auch Bananen mit Joghurt oder Buttermilch und Äpfel in Kombination mit Vollkornprodukten bringen häufig Blähungen mit sich.

Über eine schwer verdauliche Kombination bestimmter Lebensmittel machte sich bereits vor 100 Jahren der amerikanische Arzt Dr. William Howard Hay Gedanken. Die nach ihm benannte Hay`sche Trennkost hat auch heute noch viele Anhänger und Verfechter. Nach Dr. Hay werden Nahrungsmittel, die falsch miteinander kombiniert werden, nur unvollständig verdaut. Dies wiederum hat Gärungen, Stoffwechselschlacken, Übersäuerung und chronische Erkrankungen zur Folge.

Da Dr. Hay mehr als 100 stolze Kilogramm auf die Waage brachte und im Alter von 40 Jahren unter massiven gesundheitlichen Problemen wie Nierenerkrankung, Herzbeschwerden und Bluthochdruck litt, konnte er seine Arztpraxis nicht mehr weiterführen und musste diese aufgeben. Er wandte sich der Naturheilkunde zu und stellte seine Ernährung grundlegend um. Dabei ernährte er sich überwiegend von frischem Obst und Gemüse, von Vollkornprodukten und frischem Fisch und Fleisch.

Das Entscheidende seines Erfolges aber war die konsequente Trennung von eiweißhaltigen und kohlenhydrathaltigen Nahrungsmitteln. In einer eiweißhaltigen Mahlzeit kamen keine Kohlenhydrate vor und umgekehrt. Also wurden z. B. Fisch und Fleisch nicht mit Kohlenhydraten wie Kartoffeln und Getreide kombiniert. Dr. Hay wurde schließlich wieder so gesund, dass er seine eigenen Erfahrungen und Beobachtungen auch an seinen Patienten praktizierte. Dies geschah in vielen Fällen mit einem riesigen Erfolg. Und auch heute noch gilt die Hay`sche Trennkost als eine sehr sinnvolle Ernährungsweise, um z. B. Stoffwechselstörungen zu therapieren, aber auch, um Gewicht zu verlieren.

Falsche Uhrzeit – Dinner-Cancelling

Falsches Essen zur falschen Zeit – dies kann ein ganz wesentlicher Auslöser für Blähungen sein. Jeder, der abends zu später Stunde noch große schwer verdauliche Mahlzeiten verzehrt, wird es kennen: man liegt stundenlang im Bett und kann nicht einschlafen. Oder man schläft ein, aber wird gefühlte hundertmal pro Nacht wach. Dies liegt einfach daran, dass der Verdauungsapparat nachts auf Pause eingestellt ist und der Nahrungsbrei nicht zeitnah verarbeitet wird.

Alles, was abends nach 18.00 Uhr gegessen wird, kann der Körper nachts kaum noch verarbeiten. Je später das Essen stattfindet, und desto schwerer verdaulich dieses ist, umso schlechter kann der Körper diese Mahlzeit verdauen. So kommt es nachts zu Gärungen und Blähungen, die den Körper nicht in Ruhe schlafen lassen. Eine weitere Folge des zu späten Essens ist die Zunahme des Körpergewichts.

Allein durch das Nichtmehressen nach 18.00 Uhr kann man wunderbar und einfach abnehmen, ohne auch nur eine Diät durchführen zu müssen. Diese Abnehmmethode wird auch als „Dinner-Cancelling-Diät" bezeichnet.

Für Berufstätige ist es allerdings oft schwierig, das späte Essen abzuschaffen. Viele sind erst um 19.00 Uhr zuhause und können dann erst das Essen herrichten. Wenn man das Abendessen aus zeitlichen Gründen also nicht vorziehen kann, sollte zumindest darauf geachtet werden, dass das Essen keine stark blähenden und schwer verdaulichen Nahrungsmittel enthält. So sollte abends auf Rohkost verzichtet werden, weil sie durch Darmbakterien vergoren wird und somit Gärungen und Blähungen entstehen.

Zu große Mahlzeiten

Für einen optimalen Verdauungsprozess werden Enzyme und Verdauungssäfte in ausreichender Menge benötigt. Diese werden in den Verdauungsorganen produziert. Nimmt man eine größere Mahlzeit zu sich, als der Organismus mit den produzierten Verdauungssäften und Enzymen aufspalten kann, gerät der Verdauungsapparat ins Stocken.

Sehr schnell nach einer opulenten Mahlzeit treten dann Beschwerden auf wie Durchfall, Blähungen und Völlegefühl. Festtagsmahlzeiten wie an Geburtstagen und an Weihnachten sind ein klassisches Beispiel hierfür. Ein Verdauungsschnaps oder ein Verdauungsspaziergang können gut Abhilfe schaffen.

Nahrungsmittelintoleranzen

Nahrungsmittelintoleranzen sind heutzutage ein weit verbreitetes Problem. Neben den IgG-vermittelten Intoleranzen gibt es die enzymbedingten Nahrungsmittelunverträglichkeiten wie Laktose-, Fruktose-, Histamin- und Glutenintoleranz. Hierbei fehlen dem Körper bestimmte Enzyme, um die Nahrung verwerten zu können. Blähungen resultieren daraus, wenn trotz der Intoleranz die unverträglichen Lebensmittel verzehrt werden. Oftmals sind es auch Blähungen, die als Anlass genommen werden, einen Arzt aufzusuchen.

Mit Hausmitteln und Medikamenten Blähungen beseitigen und vorbeugen

Allabendlich zur besten Sendezeit - man hat gerade sein Abendessen beendet und ärgert sich über Blähungen - da kommt wie gerufen die passende Fernsehwerbung. Werbespots zahlreicher Anbieter überschlagen sich mit Versprechungen, Blähungen in die Wüste zu schicken.

Doch ob`s klappt? Ist es nicht meistens so, dass das wirkliche Leben anders ausgeht als das bunte Fernsehleben?

Für die kurzfristige Lösung kann das ein oder andere Mittel sinnvoll sein und dabei helfen, ein bisschen Luft abzulassen. Aber hilft es dauerhaft? Ist das eigentliche Problem damit wirklich ausgeräumt?

Es wäre sicherlich zu kurz gedacht, dass man davon ausgehen kann, Verdauungsprobleme damit nachhaltig in den Griff zu bekommen. Denn ohne Ursachenbeseitigung ist alles andere nur Symptombekämpfung!

Dennoch – die Präparate können durchaus mal eine rasche Hilfe sein und sollten als genau das gesehen werden. Diese Präparate haben meistens diese gemeinsamen Eigenschaften: sie sind krampflösend, verdauungsfördernd und entschäumend.

Dabei wirken viele, indem sie die im Darm entstandenen Luftbläschen auflösen. Als Wirkstoffe sind die Substanzen Simethicon oder Dimeticon enthalten, die in der Lage sind, Luftbläschen im Darm zum Platzen zu bringen.

Aber nicht immer muss man zu rezeptfreien Apothekenpräparaten greifen, sondern kann sich mit alten Hausmitteln gut behelfen. Die beliebtesten Hausmittel sind Fenchel, Pfefferminz, Kamille, Kümmel, Anis und Melisse. Einige Hausmittel sind auch geeignet, vorbeugend zu wirken, sodass die Blähungen erst gar nicht entstehen müssen oder sich nicht so stark entwickeln.

Eine Rücksprache mit dem behandelnden Therapeuten ist immer anzuraten. Besonders wichtig ist dies bei Medikamenteneinnahmen, denn deren Wirkung kann ggf. beeinflusst werden.

Bärlauch

Die Wirkung von Bärlauch wird auf seinen Schwefelgehalt zurückgeführt, sodass er für unterschiedliche Zwecke genutzt werden kann. Er verfügt nicht nur über hervorragende Entgiftungseigenschaften und ist eine wirksame Prophylaxe gegen Arterienerkrankungen, sondern wird auch bei Verdauungsproblemen erfolgreich eingesetzt.

Während Bärlauch bei übermäßigem Verzehr zu Blähungen führen kann, hilft er allerdings auch, Blähungen und Darmkatarrh zu lindern.

Bärlauch kann man als Salat, gedämpftes Gemüse, Saft, Wein oder Tropfen verwenden. Wer Bärlauch selbst sammeln möchte, sollte wissen, dass seine Blätter leicht mit denen von Maiglöckchen verwechselt werden können.

Engelwurz

Engelwurz (Angelika) war im Mittelalter neben der Pestwurz eines der wichtigsten Heilmittel. Aufgrund seiner intensiven Bitterstoffe wird sie heutzutage bei verschiedensten Verdauungsproblemen verwendet. Sie ist Bestandteil diverser Präparate, die bei Appetitmangel, Magenkrämpfen oder Blähungen zum Einsatz kommen.

Gegen Blähungen soll Engelwurz am besten wirken, wenn sie als Zutat zu einem Angelikalikör (Achatlikör) verwendet wird.

Entschäumer

Entschäumer sind Arzneimittel, die in Apotheken erhältlich sind. Ihre Wirkung beruht auf einem physikalischen Prinzip durch eine Veränderung der Oberflächenspannung der Schaumbläschen, die bei Blähungen im Darm entstehen.

Diese Luftbläschen können mit Entschäumern aufgelöst werden, sodass die Gase anschließend über den Darmausgang entweichen oder von der Darmwand aufgenommen werden können. Die häufigsten für Entschäumer verwendeten Wirkstoffe sind Simeticon und Dimeticon. Sie werden mit dem Stuhl ausgeschieden.
Präparate gibt es als Kautabletten oder in flüssiger Form. Als eines der bekanntesten Mittel mit Simeticon als Inhaltsstoff gilt das Präparat Lefax®, das bereits seit den 60-er Jahren angeboten wird.

Fenchel

Fenchel gilt als einer der Klassiker gegen Blähungen. Aufgrund seines milden Geschmacks wird Fencheltee schon von Säuglingen getrunken. So ist Fencheltee gerade bei den Dreimonatskoliken eines der wichtigsten Getränke. Der Hauptwirkstoff ist das ätherische Öl, das bis zu 70 % aus dem trans-Anethol und Fenchon besteht.

Fenchel kann man als Einzelsubstanz als Tee zubereiten, indem man einen Teelöffel zerstoßene Fenchelsamen auf 1 Tasse heißes Wasser gibt. Man findet Fenchel aber auch häufig als einen von mehreren Bestandteilen von Fertigtees oder Medikamenten, die gegen Magen- und Darmprobleme eingesetzt werden.

Gänsekraut

Gänsekraut ist eine vielseitig verwendete Kräuterpflanze. Wurde sie im 16. Jahrhundert bei Zahnschmerzen, Augenentzündungen und Ruhr verwendet, so schätzt man heutzutage ihre krampflösenden und magenwirksamen Eigenschaften.

So kommt Gänsekraut besonders bei Magenkrämpfen, Muskelkrämpfen, Koliken, Blähungen und Menstruationsbeschwerden zum Einsatz. Häufig wird Gänsekraut als einer von mehreren Bestandteilen von Arzneimitteln und Fertigtees verwendet.

Heilerde

Heilerde ist ein altbewährtes Mittel, das sehr schnell zur Linderung von Blähungen führen kann. Heilerde ist nicht nur in der Lage, im Darm die Gasmenge zu reduzieren, sondern bindet mit ihrer großen Oberfläche Giftstoffe, die durch die Fäulnis- und Gärungsprozesse entstanden sind.

Empfehlenswert ist es, nach jeder größeren Mahlzeit zwei Teelöffel Heilerde in einem halben Glas Wasser aufzulösen und zu trinken. Ideal ist auch das Trinken der Heilerde direkt auf nüchternen Magen, weil die über Nacht entstandenen Giftstoffe gut gebunden und ausgeschieden werden können.

Homöopathie

Die Homöopathie stellt eine große Anzahl an geeigneten Präparaten zur Verfügung, um Blähungen zu lindern oder erst gar nicht entstehen zu lassen. Besonders beliebt ist das Komplexmittel Carbo vegetabilis Pentarkan.

Bei akuten Blähungen trinkt man stündlich 5 Tropfen in etwas Wasser aufgelöst. Ansonsten werden 3-mal täglich 10 bis 15 Tropfen in Wasser aufgelöst und getrunken.

Kamille

Kamille gehört neben Kümmel zu den Klassikern, um Blähungen zu beseitigen. Die Wirkung wird auf die ätherischen Öle und Flavonoide zurückgeführt, die hauptsächlich in den Kamillenblüten enthalten sind. Beim Kauf von Kamillentee sollte daher darauf geachtet werden, dass der Tee aus Blüten und nicht aus Stängeln und Blättern besteht.

Man kann mehrmals über den Tag verteilt mehrere Tassen Kamillentee trinken oder stattdessen bzw. zusätzlich einen Bauchwickel anlegen. Hierzu wird ein Baumwolltuch in heißen Kamillentee getränkt, danach ausgewrungen und in einer verträglichen Temperatur auf den Bauch gelegt.

Anschließend wird ein großes Handtuch oder ein Wollschal um den Körper gewickelt, sodass der Bauch mit dem Kamillentuch abgedeckt ist. Damit die Wärme der Wickel länger anhalten kann, kann man jeweils links und rechts neben dem Bauch eine Wärmflasche anlegen. In dieser Position bleibt man ca. 20 Minuten liegen.

Medizinische Kohle

Medizinische Kohle ist ein altes Hausmittel, um Durchfall zum Stillstand zu bringen. Dass Kohle auch hervorragend gegen Blähungen helfen kann, ist dagegen weniger bekannt. Ähnlich wie Heilerde ist Kohle in der Lage, Gase im Darm zu absorbieren und auszuleiten.

Kümmel

Kümmel gilt als der Klassiker unter den Hausmitteln, wenn es um Blähungen geht.
Kümmel enthält ätherisches Öl, das überwiegend aus den Inhaltsstoffen Carvon und Limonen besteht. Das ätherische Öl wirkt krampf- und blähungslösend. Zahlreiche Apothekenpräparate, die für Blähungen empfohlen werden, enthalten Kümmel als einen wichtigen Inhaltsstoff. Sogar in guten Restaurants macht man sich die blähungsvernichtenden Eigenschaften des Kümmels zunutze, indem man diesen bestimmten Gerichten beigemengt.

Pfefferminze

Pfefferminze gilt als ein äußerst beliebtes Hausmittel. Im Gegensatz zu diversen anderen Teesorten hat Pfefferminze einen sehr angenehmen Geschmack und Geruch, der sogar von Kindern gut akzeptiert wird. Dies machen sich Hersteller von Teemischungen, die gegen Magen-, Darm-, Leber- und Gallenleiden eingesetzt werden, zunutze und ergänzen häufig Pfefferminze. Besonders gut wirkt Pfefferminze, wenn sie zu gleichen Teilen mit Kamille gemischt wird.

Die Wirkungsweise der Pfefferminzblätter wird auf ihre ätherischen Öle, Flavonoide und Gerb- und Bitterstoffe zurückgeführt. Menthol ist der wichtigste Bestandteil des ätherischen Öls und macht hier bis zu 60 % der Gesamtmenge aus.

Dabei entfaltet Pfefferminze seine Wirkung nicht nur im Darmbereich, sondern sorgt auch für eine verbesserte Gallenproduktion. Hiervon profitiert letztendlich die gesamte Verdauung, weil für die Nahrungsaufspaltung mehr Gallenflüssigkeit zur Verfügung steht.

Schöllkraut

Schöllkraut wirkt krampflösend bei Darmbeschwerden und sorgt für eine erhöhte Gallenproduktion. Wirksame Inhaltsstoffe sind verschiedene Alkaloide, Flavonoide und ätherische Öle.

Schöllkraut wird selten als Einzelsubstanz verwendet, sondern man mengt es Teemischungen und Präparaten gegen Magen-, Darm- und Gallenleiden bei. Heilkräuterexperten gehen davon aus, dass Schöllkraut in einer Mischung effektiver wirkt als wenn man es als Einzelsubstanz einsetzt.

Schüsslersalze

Magnesium phosphoricum (Schüßler Salz Nr. 7)

Nr. 7 wird auch als „heiße 7“ bezeichnet und ist ein hervorragendes Mittel, um Bauchkrämpfe zu lindern. Hierzu werden ca. 10 Tabletten in heißem Wasser aufgelöst und schlückchenweise getrunken.

Natrium phosphoricum (Schüßler Salz Nr. 9)

Natrium sulfuricum (Schüßler Salz Nr. 10) verwendet man bei stark riechenden Blähungen.

Schwarzkümmelöl

Glaubt man überlieferten Worten des Propheten Mohammed, so heilt Schwarzkümmel alle Krankheiten außer den Tod. Dies ist nach heutigen Gesichtspunkten sicherlich eine sehr mutige Aussage. Dennoch zeigen diverse fundierte Studien in verschiedenen Ländern umfangreiche positive Wirkungen, die Schwarzkümmelöl auf die Gesundheit haben kann.

Die Wirkung wird hauptsächlich auf das ätherische Öl Caron zurückgeführt, das auch in normalem Kümmel enthalten ist.

Schwarzkümmel wirkt beruhigend auf den Darm und kann Blähungen entgegenwirken. Besonders empfehlenswert ist kaltgepresstes Schwarzkümmelöl aus Ägypten, dem Ursprungsland dieses kleinen Wundermittels.

Teemischung

Eine beliebte Teemischung, bestehend aus mehreren entblähenden Teesorten, ist diese:

Kamille, Fenchel, Anis, Kümmel mit jeweils 50 g Zutaten. Zwei Esslöffel dieser Teemischung werden mit einem Liter heißem Wasser aufgebrüht. 15 Minuten ziehen lassen, dann abgießen und trinken.

Wermut

Wermut enthält wertvolle Bitterstoffe, die die Produktion von Verdauungssäften und Gallenfluss anregen. Außerdem lösen sich krampfartige Blähungen erfolgreich auf.

Die positive Wirkung wird auf das enthaltene ätherische Öl zurückgeführt, das sich in den Wermutblüten befindet. Es besteht aus verschiedenen Mono- und Sesquiterpenen und den extrem bitter schmeckenden Sesquiterpenlactonen, die dem Wermutsaft seinen typischen Geschmack verleihen.
Man geht davon aus, dass Sesquiterpenlactonen in der Lage sind, auf Pilze, Bakterien, Würmer und andere Parasiten toxisch einzuwirken.

Wermut ist aufgrund seiner verdauungsfördernden Eigenschaften ein gern verwendeter Inhaltsstoff von Magenbittern oder Aperitifs.

Zeolith

Zeolith ist ein Naturstoff vulkanischen Ursprungs und gilt inzwischen als eines der effektivsten Entgiftungspräparate, wenn es um Schwermetalle und andere Schadstoffe geht, die im Darm gebunden werden können.

Die Struktur von Zeolithen besteht aus einer einzigartigen Struktur mit vielen Hohlräumen. Damit verfügt dieser Vulkanstein über eine sehr große Oberflächenstruktur und ist so in der Lage, im Darm diverse schädliche Stoffe wie Giftstoffe, Histamin und Ammonium aufzunehmen. Auch bei akuten Blähungen, einer geschädigten Darmschleimhaut und Darmdysbiose mit Candidabesiedelungen wirkt sich Zeolith günstig aus.

Eine regelmäßige Einnahme hat einen prophylaktischen Charakter und sorgt dafür, dass Blähungen weniger oder gar nicht mehr auftreten.

Zwiebeln

Während Zwiebeln bei vielen Personen zu Blähungen und Gärungen führen, können sie auch ganz das Gegenteil bewirken, nämlich Blähungen lindern.

Hierzu schneidet man eine dünne Zwiebelscheibe, und legt diese für einige Minuten in ein Glas mit warmem Wasser. Hiervon trinkt man mehrfach in stündlichem Abstand jeweils einen Schluck.

Tipps zur Selbsthilfe – damit es nicht wieder bläht

- meiden Sie blähende Nahrungsmittel, insbesondere Bohnen, Erbsen, Linsen, Kohlsorten, frisches Brot, unreifes Obst, Zwiebeln, Sauerkraut, Nüsse, Schwarzwurzeln, Fettgebackenes, Erdnüsse, Sojabohnen, Zuckeraustauschstoffe wie Sorbit und Aspartam, sowie Trockenobst wie Feigen, Datteln, Aprikosen und Äpfel. Sehr oft sind auch Konservenlebensmittel blähungsfördernd.

- verzehrt man vom Blumenkohl und Brokkoli nur die Röschen, so sind diese sehr oft verträglich

- meiden Sie falsche Nahrungsmittelkombinationen, die zu Gärungen führen wie Obst in Verbindung mit Getreide wie z. B. Müsli, Obstkuchen, Nachtisch, meiden Sie außerdem Zuckerhaltiges in Verbindung mit ballaststoffreichen Nahrungsmitteln

- essen Sie nicht zu spät, am besten nicht nach 19.00 Uhr.

- verzichten Sie auf die Nahrungsmittel, die Sie nicht vertragen wie z. B. Obst bei einer Fruktoseintoleranz, Milchprodukte bei einer Laktoseintoleranz sowie individuell ausgetestete unverträgliche Nahrungsmittel, auf die Sie reagieren

- reichern Sie Ihr Essen ggf. mit blähungslindernden oder verdauungsfördernden Kräutern wie Kümmel, Anis, Tausendgüldenkraut, Enzian, Koriander, Majoran und Wermut. Kümmelsamen können in einem Kaffeefilter als Säckchen verpackt werden und zum kochenden Gemüse ins Wasser gelegt werden.

- essen Sie gedünstetes Gemüse und Obst, anstatt schwer verdauliche Rohkost

- kauen Sie ausreichend, damit sich genügend Speichelenzyme bilden können

- nehmen Sie sich Zeit zum Essen, und lassen Sie sich nicht durch Lesen, Fernsehen und Arbeiten ablenken

- bewegen Sie sich regelmäßig und ausreichend, am besten täglich für 30 Minuten

- vermeiden Sie kohlensäurehaltige Getränke und trinken Sie stattdessen mindestens 2 Liter Wasser zwischen den Hauptmahlzeiten

- verzichten Sie auf säurebildende Lebensmittel wie Kaffee, Milcherzeugnisse, Fleisch, Fisch, Limonaden, Weißmehlprodukte etc.

- verzichten Sie auf Genussgifte wie Nikotin und Alkohol

- essen Sie mehrere kleine statt drei großen Mahlzeiten, denn so wird der Verdauungstrakt nicht überfordert

- wenn Sie Ihre Blähungen auf Stress zurückführen, machen Sie regelmäßige Entspannungsübungen und Arbeitspausen

- Spirulinaalgen, die vor einer Mahlzeit eingenommen werden, können dabei helfen, Blähungen erst gar nicht entstehen zu lassen, hier haben sich 5 Tabletten zu jeder Hauptmahlzeit gut bewährt.

- vermeiden Sie enganliegende Kleidung, die die Verdauungsorgane einengen

- trinken Sie drei Tassen täglich blähungslindernden Tee aus Pfefferminz, Fenchel, Kümmel oder Anis

- wenn Sie eine sitzende Tätigkeit ausüben, sorgen Sie zwischendurch immer wieder für Bewegung

- achten Sie darauf, dass Sie während des Essens nicht übermäßig Luft schlucken wie durch zu schnelles Essen oder Reden und Trinken während der Mahlzeit

- ein Verdauungsspaziergang kann besonders am Abend zur Vorbeugung von Blähungen verhelfen

Tipps zur Selbsthilfe für akute Blähungen

- Bei akuten Blähungen ist es am wichtigsten, die überschüssige Luft möglichst schnell aus dem Darm zu entfernen, damit diese erst gar nicht zu Schmerzen führen kann. Im Klartest heißt das: der Pups muss raus!

- legen Sie eine Wärmflasche, eine Heizdecke oder einen erwärmten Heusack auf den aufgeblähten Bauch

- trinken Sie „die heiße 7", lösen Sie ca. 10 Tabletten der Schüsslersalze Nr. 7 in heißem Wasser auf und trinken Sie diese Mischung. Schüsslersalz Nr. 7 ist Magnesium und gilt als eine der hilfreichsten Sofortmaßnahmen, um festsitzende Blähungen zu lösen.

- trinken Sie krampflösende Tees z. B. aus Fenchel, Kümmel, Anis und Pfefferminze

- reiben Sie Ihre Fußsohlen mit Kümmelöl ein

- trinken Sie Wermutsaft – er schmeckt fürchterlich, aber ist sehr effektiv. Den Wermutsaft in ein Schnapsgläschen gießen, anschließend in ein Wasserglas umfüllen und mit Wasser auffüllen. Etwas milder schmeckt Wermut als Teeaufguss.

- massieren Sie den Bauch mit kreisenden Bewegungen. Allein durch die wärmenden Hände kann es zur Linderung kommen. Man kann die Massage auch mit Öl (z. B. Anis, Fenchel) unterstützen, indem man die Hände mit Öl einreibt. Die Massage sollte möglichst im Uhrzeigersinn erfolgen.

Hinweise für den Leser

Weitere Bücher von Sigrid Nesterenko

Erhältlich auf www.Bloch-Verlag.de

Histaminintoleranz - die unentdeckte Krankheit:
Histamin - eine häufige Ursache für Allergien,
Nahrungsmittelintoleranzen und vieles mehr!
ISBN **978-3-942179-36-2**

Das Histamin-Backbuch
Über 150 leckere histaminarme Backrezepte für jeden Anlass
ISBN 978-3-942179-16-4

Mein Histamin-Kochbuch
200 leckere histaminarme Rezepte für jeden Anlass
ISBN 978-3-942179218

Erfolgreiche Darmsanierung
Bei Reizdarm, Verstopfung, Blähungen, Allergien, Müdigkeit, Candida, Nahrungsmittelintoleranzen und vielen weiteren Beschwerden
ISBN 978-3-942179-46-1

Leaky Gut - der durchlässige Darm:
Allergien, Nahrungsmittelintoleranzen und vieles mehr endlich erfolgreich behandeln.
ISBN 978-3-942179-34-8

Entgiften von A bis Z
Wie Sie Ihren Körper von Schwermetallen und anderen Umweltschadstoffen befreien
ISBN 978-3-942179-45-4

Neue Energie ohne Candida
Wie Sie den lästigen Candida-Pilz endgültig loswerden
ISBN 978-3-942179-39-3

Besser leben trotz Sarkoidose
Ein Ratgeber für Betroffene
ISBN 978-3-942179-33-1

Hilfe bei CRPS
Der laienverständliche Ratgeber für Morbus-Sudeck-Betroffene
ISBN 978-3-942179-35-5

So therapieren Sie Polyneuropathie - ganzheitlich und effektiv
Der erste lainenverständliche Ratgeber für Betroffene
ISBN 978-3-942179-37-9